Inge Werner

HEILPILZE aus CHINA und ihre REZEPTUREN

INGE WERNER

HEILPILZE aus CHINA und ihre REZEPTUREN

Baldham, 2009

Verlag für Ganzheitliche Medizin Dr. Erich Wühr GmbH
Bad Kötzting / Bayer. Wald

Bibliografische Information Der Deutschen Bibliothek

Die Deutsche Bibliothek verzeichnet diese Publikation in der Deutschen Nationalbibliografie; detaillierte bibliografische Daten sind im Internet über <http://dnb.ddb.de> abrufbar.

Haftung: Sämtliche Angaben in diesem Buch sind nach bestem wissenschaftlichen Können des Autors gemacht. Eine Gewähr übernehmen der Verlag und der Autor nicht, insbesondere die Behandlung betreffend.

Es bleibt in der alleinigen Verantwortung des Lesers, diese Angaben einer eigenen Prüfung zu unterziehen. Wenn er die Methoden, die in diesem Buch beschrieben sind, an Patienten anwenden will, so tut er dies auf eigene Verantwortung und Haftung.

Die erwähnten Produktnamen sind geschützte Marken oder eingetragene Markenzeichen der jeweiligen Eigentümer, Unternehmen oder Organisationen, auch wenn sie nicht ausdrücklich als solche jeweils gekennzeichnet wurden.

ISBN: 978-3-927344-88-4

Satz & Layout: Satz & Grafik Ritter GmbH, Frühlingsstr. 25, D-92711 Parkstein

Druck: Druck Team KG, Vilshofener Straße 12, 93055 Regensburg

Inhaltsverzeichnis

Einleitung

Der fachkundige Anwender der Traditionellen Chinesischen Medizin aber auch der in der Traditionellen Chinesischen Medizin vorgebildete Laie findet in diesem Buch Beschreibungen und Rezepturen von 20 chinesischen Heilpilzen. Sie stammen aus einer Sammlung von Pilzrezepturen **(Xun Jun Yi Fang Ji Cheng)**, die 1999 herausgegeben wurde.

In den vorliegenden Rezepturen werden nur Pilze aufgeführt, die in Deutschland in der Natur wild wachsen, kultiviert werden oder über Vertriebsfirmen chinesischer Heilmittel erhältlich sind. Bezugsquellen werden im Anhang genannt.

Auf eine genaue Beschreibung der Inhaltsstoffe der einzelnen Pilze wurde verzichtet, da es darüber ausführliche Fachliteratur gibt (siehe Anhang).

Da in China Heilkräuter und Heilpilze auch in der Küche verwendet werden und ein großes Gewicht auf eine ausgewogene, gesunde Ernährung gelegt wird, besteht ein fließender Übergang zwischen Diätetik und Arzneimitteltherapie. Daher können viele Rezepturen dieses Buches auch als Speisen zubereitet werden.

Ein Ziel des vorliegenden Buches ist aufzuzeigen, dass in China die Behandlung mit Pilzen schon sehr lange eine unverzichtbare Rolle spielt, was auch im historischen Überblick ersichtlich wird. Dieser breite Erfahrungs- und Wissensschatz wurde ständig erweitert, überprüft und korrigiert. Heute ist der Forschungsstand zu diesen Heilpilzen ungewöhnlich hoch. Sie haben einen großen therapeutischen Wert bei einer Vielzahl von Beschwerden. Besonders in der Krebstherapie und bei Krankheitsbildern, die nur schwer mit der Schulmedizin zu behandeln sind, können die Heilpilze ihre positive Wirkung entfalten.

Historischer Überblick

Die früheste Aufzeichnung über Heilpilze in China stammt aus der Zeit zwischen dem **2. und 3. Jahrhundert vor Christus** (die Zeit der streitenden Reiche) aus einem der Hügelgräber von Ma Wang Dui. In der Nähe der Stadt Chang Sha (Provinz Hu Nan) wurde 1993 das Grab eines adeligen Mannes ausgehoben, das als Beigabe auch mehrere Bücher enthielt. Darunter befand sich ein Werk mit dem Titel **Wu Shi Er Bing Fang**[1)], „52 Rezepturen bei Krankheiten". Darin werden u. a. bereits Pilze zur Behandlung von Analjuckreiz und Hämorrhoiden erwähnt!

Der aus der Han-Dynastie (**206 vor Chr. – 220 nach Chr.**) stammende Klassiker der Materia Medica **Shen Nong Ben Cao Jing**[2)], dessen Autor unbekannt und dessen Original verschollen ist, konnte nach der Han-Zeit erneut zusammengestellt werden, da er von den Ärzten häufig zitiert wurde. Dieser Klassiker enthält spezielle Kapitel und Abhandlungen über Pilze, u. a. Eichhase, Judasohr und Lackporling.

Der berühmte Arzt Tao Hong Jing verfasste in der Liang-Dynastie, ca. **510 nach Chr.,** die Materia Medica **Ming Yi Bie Lu**[3)]. Sie ist eine Sammlung gesonderter Aufzeichnungen von berühmten Ärzten und führt u. a. den Riesenbovist und Schopftintling auf.

Pilze finden sich auch in dem diätetischen Heilpflanzenbuch **Shi Liao Ben Cao**[4)]. Es stammt aus der Zeit der Tang-Dynastie und wurde von dem Arzt Meng Shen ca. **im Jahre 670** verfasst.

Den bekannten Klassiker **Qian Jin Yao Fang**[5)], „Rezepte, die 1000 Goldstücke wert sind", schrieb der Arzt Sun Si Miao ca. **in den Jahren 650–659** nieder. Auch hier werden Pilze angewendet.

Mitte des 9. Jahrhunderts, zur Zeit der Tang-Dynastie, schrieb der Arzt Zan Yan das Buch **Shi Yi Xin Jian** [6)], „Das Wichtigste der Diätetik“, worin eine ganze Reihe von Pilzen abgehandelt wurde.

Zwölf Ärzte der Yuan-Dynastie **(1268–1368)** griffen ein Werk aus der Song-Zeit **(1111–1118)** namens **Sang Ji Zong Lu** [7)] auf und verfassten es unter der Leitung des Arztes Shen Fu erneut. In dieser „Großartigen Medizinischen Enzyklopädie“ ist auch viel über Heilpilze zu erfahren.

In den „Konfuzianischen Familienaufzeichnungen“ **Ru Men Shi Jin** [8)] der Familie Zhang aus der Jin-Dynastie **(1115–1234)** werden ebenfalls Pilze beschrieben.

Im Jahre 1456 wurden auf kaiserlichen Befehl von dem Arzt Hu Si Hu „Die Prinzipien der korrekten Diätetik“ **Yin Shan Zheng Yao** [9)] um **1130** (Yuan-Dynastie) erneut aufgeschrieben. Pilze wurden hier schon zur gesunden Ernährung verwendet!

Aus der Ming-Zeit **(1368–1644)** stammen die „Lebensmittel-Materia Medica“ **Shi Wu Ben Cao** [10)], die der Arzt Lu He verfasste und die „Materia Medica aus dem südlichen Yun Nan“ **Dian Nan Ben Cao** [11)] des Arztes Lan Mao. Beide Kompendien erwähnen zahlreiche Pilze. **Im Jahre 1596,** 15 Jahre nach dem Tod des berühmten Arztes Li Shi Zhen, wurde seine „Große Materia Medica“ **Ben Cao Gang Mu** [12)] herausgegeben. Darin befindet sich ein ganz spezielles Kapitel über Heilpilze.

1870, in der Qing-Dynastie, erschien das Werk **Cao Mu Bian Fang** [13)], „Rezepturen aus Kräutern und Gehölzen“, des Arztes und Apothekers Liu Shan mit vielen Pilzrezepturen.

Im **20. Jahrhundert** wurden viele Pilzmonographien geschrieben, so z. B. von dem berühmten Arzt und Forscher Liu Po **1974** das Kompendium **Zhong Guo Yao Yong Zhen Jun** [14)] und **1982** von dem Arzt Ding Heng Shan das Werk **Zhong Guo Yao Yong Bao Zi Zhi Wu** [15)]. **1987** schrieb Liu Po erneut eine große Pilz-Monographie **Zhong Guo Yao Yong Zhen Jun Tu Jian** [16)].

Weiterhin erschien **1997** eine Pharmakognosie der Heilpilze **Zhong Guo Yao Yong Zhen Jun Xue**[17] von Xu Jin Tang. Die beiden Forscher Chen Shi Yu und Chen Hai Ying gaben **1999** eine große Sammlung von Heilpilz-Rezepturen **Xun Jun Yi Fang Ji Cheng**[18] heraus, worin etwa 300 verschiedene Pilze ausführlich beschrieben werden!

1.) 五十二病方
2.) 神农本草经
3.) 名医别錄
4.) 食療本草
5.) 千金要方
6.) 食医心鉴
7.) 圣济总录
8.) 儒门事亲
9.) 飲膳正要
10.) 食物本草
11.) 滇南本草
12.) 本草纲目
13.) 草木便方
14.) 中国药用真菌
15.) 中国药用孢子植物
16.) 中国药用真菌图鉴
17.) 中国药用真菌学
18.) 蕈菌医方集成

Chinesische und Westliche Medizin

Die Chinesische und die Westliche Medizin beruhen auf unterschiedlichen Medizinsystemen.

Die Westliche Medizin orientiert sich vorwiegend an messbaren Werten, analysiert, findet Befunde und vergibt einen Krankheitsnamen.

Der TCM-Arzt erhebt mit seinen fünf Sinnen Symptome und Zeichen. Aus dieser Liste von Symptomen und Zeichen erkennt er auf Basis der Denkmodelle der Chinesischen Syndromdiagnostik ein oder mehrere Muster (auch Syndrome oder Disharmonien genannt), z. B. Leber-Feuer oder Milz-Qi-Mangel. Das Therapieprinzip wird dann antagonistisch zum Syndrom formuliert, in unserem Beispiel, Leber-Feuer kühlen und den Mangel beseitigen, bzw. das Milz-Qi zu fördern, aufzufüllen. Ziel der Therapie ist, die Disharmonie zu beseitigen.

Da dieses Buch seine Quellen aus der Chinesischen Medizin schöpft, sind bei allen Rezepturen die **Chinesischen Indikationen maßgeblich!** Das heißt, nur beim Vorliegen des aufgeführten Disharmoniemusters soll die beschriebene Rezeptur eingesetzt werden.

Die Westlichen Medizinischen Indikationen sind **mögliche** Erkrankungen, die unter das Muster der Chinesischen Indikation fallen können.

Zubereitung und Einnahme

Abkochungen (Dekokte)

Die **getrockneten** Pilze werden, falls nötig, zerkleinert und ca. eine halbe Stunde mit kaltem Wasser angesetzt, so dass sie etwa 1–2 cm mit Wasser bedeckt sind und einweichen können. **Frische** Pilze werden gesäubert, zerkleinert und ebenfalls mit 1–2 cm Wasser bedeckt. Wenn nicht anders angegeben, werden die eingeweichten bzw. frischen Pilze dann in diesem Wasser geköchelt.

Das Wort köcheln oder simmern bezeichnet eine **langsame** Zufuhr von **milder** Hitze, bei der in 20–30 Minuten ein Teil der Flüssigkeit verdunsten kann.

Viele Inhaltsstoffe werden erst nach dieser langen Zeit des Köchelns freigesetzt und können ihre heilende Wirkung entfalten. Auch Mineralien wie Germanium und Zink sind für das Immunsystem besser verfügbar, wenn die Pilze **lange** Zeit bei **schwacher** Hitze köcheln dürfen. Zu starkes Erhitzen zerstört oder verändert die Proteine der Pilze!

Zum Köcheln nur Behälter aus rostfreiem Stahl oder Keramik verwenden, auf keinen Fall Aluminiumgeschirr!

Die Einnahme erfolgt wie jeweils in der Rezeptur angegeben.

Medizinalweine

Hierzu ist z. B. ein weißer oder gelber Reiswein mit einem Alkoholgehalt von 15–20 % Vol. erforderlich. Die Pilze werden darin, wenn nicht anders angegeben, ca. 3 Wochen in einem gut zu verschließendem Glas (Einmachglas) an einem lichtarmen Platz angesetzt. Häufiges Schütteln fördert den Auszug der wirksamen Inhaltsstoffe der Pilze.

In der Regel wird von dem Heilwein vor oder zu dem Essen 20–30 ml (ca. 2–3 Esslöffel) getrunken. Die Temperatur des Heilweines sollte dabei möglichst lauwarm (Zimmertemperatur) sein.

Tinkturen

Die Heilpilze werden in einem klaren Branntwein mit einem Alkoholgehalt von 40–50 % Vol. in einem gut verschliessbaren Glas (Einmachglas) angesetzt. Auch hier lösen sich die heilsamen Inhaltsstoffe durch häufiges Schütteln besonders rasch und gut. Tinkturen sollten wie die Heilweine vor Sonnenlicht geschützt werden.

15–20 Tropfen (ca. 1 Teelöffel) einer lauwarmen oder zimmerwarmen Tinktur werden, wenn nicht anders in der Rezeptur erwähnt, zum oder nach dem Essen eingenommen.

Pillen

Zur Herstellung von Pillen ist ein klarer Branntwein von ca. 40–50 % Vol. erforderlich.

Die Einnahme wird in der jeweiligen Rezeptur vorgeschrieben.

Trocknung der Pilze

Zur Trocknung nur gesunde frische und saubere Pilze verwenden! Die Heilpilze werden in dünne Scheiben geschnitten und auf einem Pergamentpapier an der frischen Luft unter häufigem Wenden mehrere Tage getrocknet.

Auch im Backofen können die Pilze bei 50–60 °C getrocknet werden. Dabei sollte die Backofentüre einen Spalt geöffnet oder der Lüfter des Backofens eingeschaltet sein.

Je nach Rezeptur werden die getrockneten Pilze zerkleinert oder mit einer Gewürzmühle fein gemahlen. Alle getrockneten Pilze sollten immer luftdicht aufbewahrt werden!

Affenkopfpilz 猴头菌

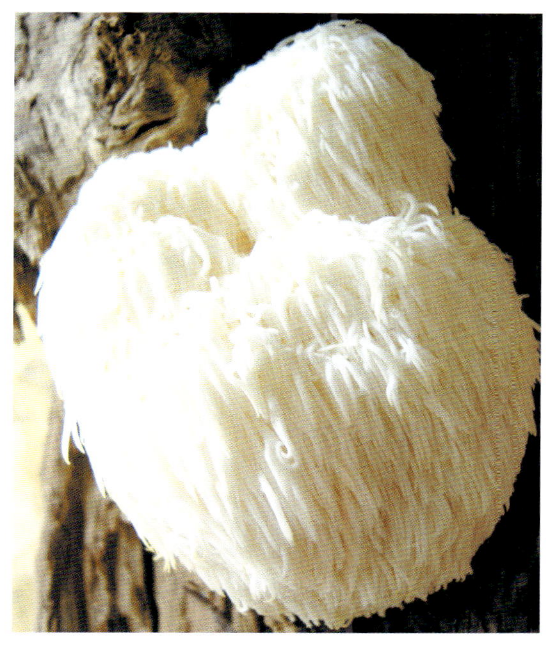

Synonyme:

Igelstachelbart, Pompom-Pilz

Botanischer Name:

Hericium erinaceus

Chinesischer Name:

Hou Tou Jun

Kategorie:

Speisepilz

Zum ersten Mal 1964 in dem chinesischen Werk **Zhong Guo De Zhen Jun** (Pilze aus China) von Deng Shu Qun erwähnt und 1984 in **Zhong Guo Yao Yong Zhen Jun** (medizinische Pilze aus China) von Liu Po ausführlich beschrieben. Als Volksnahrung war der Affenkopfpilz im Norden und Südwesten von China jedoch schon viel früher bekannt.

Chinesische Medizin

Qualitäten:

- Geschmack: süß bis neutral
- Temperatur: ausgeglichen

Funktionskreisbezug:

- alle 5 Funktionskreise
- besonders Milz, Magen, Leber und Niere

Indikationen:

- Milz- und Magen-Qi-Mangel
- Nieren-Qi-Mangel

Wirkungen:

- füllt Milz auf, vermehrt das Qi
- beruhigt Geist Shen
- tonisiert Niere und Leber
- zerstreut Hitze

Westliche Medizin

Indikationen:

- Verdauungsschwäche
- Appetitlosigkeit
- akute oder chronische Entzündungen im Magen (Gastritis) und Darm (Enteritis)
- Magen- und Oberbauch-Schmerzen und -Spannungen
- Sodbrennen (Hyperazidität)
- Magengeschwür (Ulcus ventriculi)
- Krebs im Verdauungstrakt, besonders in Speiseröhre, Magen und Dickdarm
- Nervenschwäche (Neurasthenie)
- Alzheimer
- chronische Leberentzündung (Hepatitis B)

Wirkungen:

- stärkt das Immunsystem
- hemmt die Tumorbildung
- schützt die Leber
- senkt den Blutzuckerspiegel
- unterstützt die Abheilung von Geschwüren
- wirkt besonders auf Verdauungstrakt, Herz, Blutgefäße und das Zentrale Nervensystem (ZNS)

Rezepturen

■ Rezeptur 1:

Zutaten

- 60 g getrocknete Affenkopfpilze
- 1–1,5 l gelber Reiswein (12 – 15 % Vol.)

Zubereitung und Einnahme

Die Pilze zerkleinern und 1–2 Wochen in dem Wein ansetzen (siehe Seite 13 f).

Zweimal täglich vor dem Essen 20–30 ml (ca. 1–2 Esslöffel) einnehmen.

Indikationen in der Chinesischen Medizin

Milz- und Magen-Qi-Mangel

Indikation in der Westlichen Medizin

Verdauungsschwäche

■ Rezeptur 2:

Zutaten

- 30 g getrocknete Affenkopfpilze
- Wasser

Zubereitung und Einnahme

Die Pilze zerkleinern, in kaltem Wasser einweichen und köcheln (siehe Seite 13 f).

Täglich morgens und mittags warm als Suppe essen.

Bei Bedarf leicht salzen.

Indikationen in der Chinesischen Medizin

- Milz- und Magen-Qi-Mangel
- Nieren-Qi-Mangel

Indikationen in der Westlichen Medizin

- Magengeschwür (Ulcus ventriculi)
- chronische Magenschleimhautentzündung (Gastritis)
- Magenkrebs, vor allem postoperativ
- allgemeine Kraftlosigkeit

Rezeptur 3:

Zutaten

- 7–8 g getrocknete Affenkopfpilze
- Wasser

Zubereitung und Einnahme

Die Pilze zerkleinern, in kaltem Wasser einweichen und köcheln (siehe Seite 13 f).

In 3–5 Portionen aufteilen und 20 Tage lang täglich essen.

Eventuell Wiederholung nochmals für 20 Tage.

Indikationen in der Chinesischen Medizin

Milz- und Magen-Qi-Mangel

Indikation in der Westlichen Medizin

chronische Darmentzündung (Enteritis)

Anmerkung:

Diese Rezeptur ist eine schwächere Dosierung im Vergleich zu Rezeptur 2 und als Kur für eine langfristige Anwendung gedacht!

Rezeptur 4:

Zutaten

- 75 g frische Affenkopfpilze
- Wasser

Zubereitung und Einnahme

Die Pilze säubern, aufschneiden und köcheln (siehe Seite 13 f).

In 2 Portionen aufteilen, und als Suppe 1,5 – 2 Monate lang täglich warm essen.

Indikationen in der Chinesischen Medizin

- Milz- und Magen-Qi-Mangel
- Milz und Magen nicht harmonisch
- Nieren-Qi-Mangel

Indikation in der Westlichen Medizin

chronische Leberentzündung (Hepatitis B)

Rezeptur 5:

Zutaten

- 150 g getrocknete Affenkopfpilze
- 1 Suppenhuhn
- Wasser

Zubereitung und Einnahme

Die Pilze zerkleinern und in kaltem Wasser einweichen.

Das Huhn zerschneiden und mit den Pilzen zusammen ca. 2–3 Stunden köcheln (siehe Seite 13 f) bis das Hühnerfleisch weich ist.

Suppe zubereiten aus Hühnerbrühe, Hühnerfleisch und Pilzen.

Leicht mit Salz würzen und in mehrere Portionen aufgeteilt täglich essen.

Diese Speise sollte für längere Zeit immer wieder zubereitet werden.

Indikationen in der Chinesischen Medizin

- Qi- und Blut Xue-Mangel
- Geist Shen-Unruhe
- Milz- und Magen-Qi-Mangel
- Nieren-Qi-Mangel

Indikationen in der Westlichen Medizin

- Nervenschwäche (Neurasthenie)
- Erkrankung der peripheren Nerven (Polyneuropathie)
- Schlaflosigkeit
- Schreckhaftigkeit
- Erschöpfung

Rezeptur 6:

Zutaten

- 50 g getrocknete Affenkopfpilze
- Wasser
- 2 Eier

Zubereitung und Einnahme

Die Pilze zerkleinern,
in kaltem Wasser einweichen
und köcheln (siehe Seite 13 f).

Am Ende Eidotter mit Eiklar als Ganzes oder verquirlt mitköcheln.

Bei Bedarf leicht salzen und in 2 Portionen morgens und abends essen.

Diese Speise längere Zeit häufig essen.

Indikationen in der Chinesischen Medizin

- Yin- und Blut Xue-Mangel
- Milz- und Magen-Qi-Mangel
- Trockenheit in der Lunge
- Wind-Hitze dringt in die Lunge ein
- Toxizität

Indikationen in der Westlichen Medizin

- Verdauungsschwäche
- Appetitlosigkeit
- Magen- und Kehlkopfentzündung
- Nervenschwäche (Neurasthenie)
- Magengeschwür (Ulcus ventriculi)

■ Rezeptur 7:

Zutaten

- 100 g frische Affenkopfpilze
- 0,5 l klarer Branntwein (40–50 % Vol.)
- 50 g Honig

Zubereitung und Einnahme

Die Pilze säubern, aufschneiden und 10–15 Tage in dem Branntwein ansetzen (siehe Seite 13 f).

Dann den Honig dazugeben und darin auflösen.

Täglich vor dem Schlafengehen 15–20 Tropfen (ca. 1 Teelöffel) einnehmen.

Einnahme evtl. 1–2 mal am Tage wiederholen.

Indikationen in der Chinesischen Medizin

- Lungen-Qi-Mangel
- Trockenheit in der Lunge
- Wind-Hitze dringt in die Lunge ein
- Toxizität

Indikationen in der Westlichen Medizin

- Halsentzündung
- Bronchitis
- Atemnot
- Asthma

Austernpilz 平菇

Synonyme:

Austernseitling,
Kalbfleischpilz

Botanischer Name:

Pleurotus ostreatus

Chinesischer Name:

Ping Gu

Kategorie:

Speisepilz

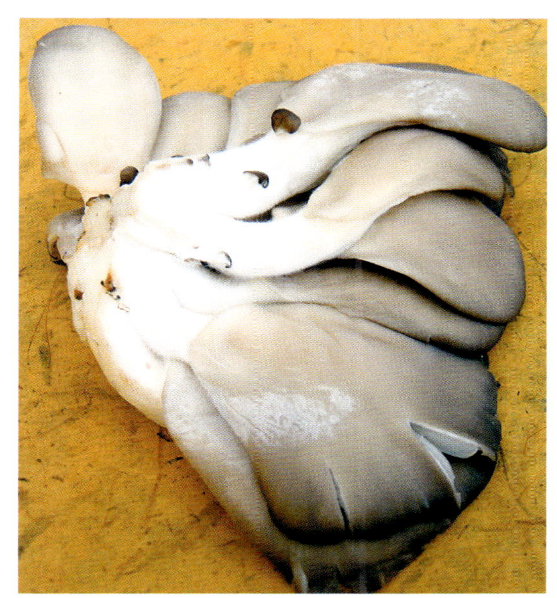

Schon in der Ming-Zeit wurde der Austernpilz von Lu He in **Shi Wu Ben Cao** (Lebensmittel-Materia Medica) und von Lun Mao in **Dian Nan Ben Cao** (Materia Medica aus Süd-Yun Nan) erwähnt. 1596 schreibt Li Shi Zhen in seiner großen Phamakopoe **Ben Cao Gang Mu** ebenfalls über den Austernpilz. Jedoch wurde der Austernpilz schon viel früher, als in den schriftlichen Aufzeichnungen erwähnt, zu Heilzwecken vom chinesischen Volk verwendet.

Chinesische Medizin

Qualtäten:

- Geschmack: süßlich, neutral
- Temperatur: Tendenz zur Wärme

Funktionskreisbezug:

Milz, Magen, Leber

Indikationen:

- Milz- und Magen-Qi-Mangel
- Qi-Mangel
- Nässe
- Wind und Kälte

Wirkungen:

- füllt Milz- und Magen-Qi auf
- beseitigt Nässe
- vertreibt Wind und Kälte
- füllt Qi auf

Westliche Medizin

Indikationen:

- Appetitlosigkeit
- Gelenkschmerzen
- Taubheit der Extremitäten
- Krämpfe in den Extremitäten

Wirkungen:

- senkt Cholesterinspiegel
- vermehrt Folsäure
- wirkt antibakteriell
- hemmt Tumorwachstum besonders bei Lungenkrebs
- beseitigt Wurmbefall (anthelmintisch)

Rezepturen

Rezeptur 1:

Zutaten

- 9–15 g getrocknete Austernpilze
- Wasser

Zubereitung und Einnahme

Die zerkleinerten Pilze in Wasser einweichen und 15 – 20 Min. köcheln (siehe Seite 13 f).

Die Pilze abseihen und den Sud in zwei Portionen täglich warm trinken.

Indikationen in der Chinesischen Medizin

- pathogener Wind-Angriff
- Lungen-Abwehr-Qi-Mangel (Wei Qi-Mangel)
- Milz- und Magen-Qi-Mangel

Indikation in der Westlichen Medizin

Förderung des Exanthem-Durchbruchs bei Masern

Rezeptur 2:

Zutaten

- 150 g frische Austernpilze
- Wasser

Zubereitung und Einnahme

Die Pilze säubern und in Scheiben schneiden.

In Wasser ansetzen und köcheln (siehe Seite 13 f).

Bei Bedarf leicht salzen und täglich warm als Suppe essen.

Indikationen in der Chinesischen Medizin

- Milz- und Magen-Qi-Mangel
- Nässe

Indikationen in der Westlichen Medizin

- chronische Leberentzündung (Hepatitis)
- Magengeschwür (Ulcus ventriculi)

Rezeptur 3:

Zutaten

- 20 g getrocknete Austernpilze
- 20 g weisser Zucker
- 0,5 l Wasser

Zubereitung und Einnahme

Die Pilze zerkleinern, in Wasser ansetzen und köcheln (siehe Seite 13 f).

Den Zucker hinzufügen und täglich als Suppe essen.

Indikationen in der Chinesischen Medizin

- Herz-Qi-Mangel
- Milz-Qi-Mangel
- Schleim verwirrt das Herz

Indikation in der Westlichen Medizin

Epilepsie

■ Rezeptur 4:

Zutaten

- 30 g getrocknete Austernpilze
- 30 g geschälte, enthäutete Pfirsichkerne
- 30 g Honig

Zubereitung und Einnahme

Die Pfirsichkerne und Austernpilze mahlen und mit dem Honig vermischen.

Täglich davon 10–20 g einnehmen bis die Mischung aufgebraucht ist.

Indikationen in der Chinesischen Medizin

- Blut Xue-Gefäße und Leitbahnen (Jing Luo-Mai) nicht durchgängig
- Milz-Qi-Mangel
- Blut Xue-Mangel

Indikation in der Westlichen Medizin

Taubheit der Extremitäten

Anmerkung:

Diese Rezeptur sollte nur kurzzeitig angewendet werden. Keine Anwendung bei Schwangeren!

■ Rezeptur 5:

Zutaten

- 200 g frische Austernpilze
- 5 Eier
- 1 kleine Zwiebel
- Salz, Pfeffer
- Rapsöl
- gemahlener Ingwer

Zubereitung und Einnahme

Die Austernpilze säubern und in Scheiben schneiden.

Eier aufschlagen und mit den Pilzen vermischen.

Zwiebeln in etwas Öl anbraten, dann die Eier mit den Pilzen dazugeben und garen.

Mit etwas Salz, Pfeffer und gemahlenem Ingwer würzen.

Diese Rezeptur längere Zeit häufig anwenden.

Indikationen in der Chinesischen Medizin

- Qi- und Blut Xue-Mangel
- Milz- und Magen-Qi-Mangel

Indikationen in der Westlichen Medizin

- Körperliche Schwäche
- nach Blutverlust
- Appetitlosigkeit
- Schwindel (Vertigo)
- Milchmangel (Laktationsmangel) bei Stillenden

Anmerkung:

Diese Rezeptur ist besonders nach einer Niederkunft angezeigt!

■ Rezeptur 6:

Zutaten

- 150 g getrocknete Austernpilze
- 1 l klarer Branntwein (40–50 % Vol.)

Zubereitung und Einnahme

Die Pilze zerkleinern und zehn Tage lang in Alkohol einweichen lassen (siehe Seite 13 f).

3 mal täglich 20 Tropfen (ca. 1 Teelöffel) davon einnehmen.

Indikationen in der Chinesischen Medizin

- schmerzhaftes Obstruktionssyndrom durch Nässe und Kälte (Nässe-Kälte-Bi Zheng)
- Milz-Qi-Mangel
- Blut Xue-Stase

Indikationen in der Westlichen Medizin

- Gelenkschmerzen
- Taubheit der Extremitäten

Champignon 蘑菇

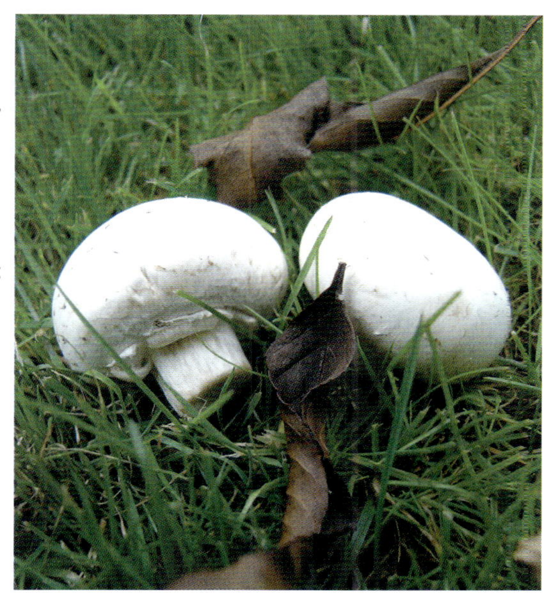

Synonyme:

Wiesenchampignon, Feldchampignon, Feldegerling

Botanischer Name:

Agaricus campestris; Agaricus bisporus (kultivierter Champignon)

Chinesischer Name:

Mo Gu

Kategorie:

Speisepilz

In der chinesischen Literatur wird dieser Pilz zum ersten Mal von Wu Rui (1330 – 1350) in **Ri Yong Ben Cao** (Materia Medica für den alltäglichen Gebrauch) sowie von Li Shi Zhen 1596 in seiner großen Materia Medica **Ben Cao Gang Mu** von Wu Yi Luo 1751 in dem Buch **Ben Cao Cong Xin** (sorgfältig überarbeitete Materia Medica) aufgeführt.

Chinesische Medizin

Qualitäten:

- Geschmack: süß
- Temperatur: etwas kalt

Funktionskreisbezug:

Milz und Magen, Lunge und Dickdarm

Indikationen:

- Milz- und Magen-Qi-Mangel
- Gegenläufigkeit des Lungen-Qi
- Trockenheit
- Schleim
- schmerzhaftes Obstruktionssyndrom durch Wind-Nässe (Wind-Nässe-Bi Zheng)

Wirkungen:

- füllt Milz- und Magen-Qi auf
- führt das Lungen-Qi abwärts
- befeuchtet die Trockenheit
- wandelt Schleim um
- beseitigt schmerzhaftes Obstruktionssyndrom durch Wind-Nässe (Wind-Nässe-Bi Zheng)

Westliche Medizin

Indikationen:

- Appetitlosigkeit
- Kraftlosigkeit
- Müdigkeit
- Husten
- Atemnot
- Verstopfung (Obstipation)
- chronische Leberentzündung (Hepatitis B)
- Verminderung der Zahl der weißen Blutkörperchen (Leukopenie)
- Gelenkschmerzen

Wirkungen:

- hemmt Tumorbildung
- senkt Blutzuckerspiegel
- wirkt antibakteriell

Rezepturen

■ Rezeptur 1:

Zutaten

- 360 g getrocknete Champignons
- Reiswein (12–15 % Vol.)

Zubereitung und Einnahme

Die Champignons zerkleinern und mahlen.

Morgens und abends je 9 g mit etwas warmem Reiswein für längere Zeit einnehmen.

Indikationen in der Chinesischen Medizin

Atrophiesyndrom und schmerzhaftes Wind-Nässe-Obstruktionssyndrom (Wei Zheng und Wind-Nässe-Bi Zheng)

Indikationen in der Westlichen Medizin

- Rückenschmerzen
- Gelenkschmerzen
- Schwäche der Extremitäten

■ Rezeptur 2:

Zutaten

- 30 g getrocknete Champignons
- 30 g Azukibohnen (Chi Xiao Dou)
- 6 g frischer Ingwer
- Wasser

Zubereitung und Einnahme

Die Pilze in Wasser einweichen und mit den Azukibohnen zusammen weich köcheln (siehe Seite 13 f).

Den frischen Ingwer in Scheiben schneiden und am Schluss mitköcheln.

Täglich in 2 Portionen warm einnehmen.

Indikationen in der Chinesischen Medizin

- Milz-Qi-Mangel
- Nässe

Indikation in der Westlichen Medizin

Ödeme

Rezeptur 3:

Zutaten

- 30 g getrocknete Champignons
- 30 g Azukibohnen (Chi Xiao Dou)
- 9 g getrocknete, chinesische Engelwurz (Dang Gui)
- Wasser

Zubereitung und Einnahme

Die zerkleinerten Pilze in Wasser einweichen und zusammen mit den Azukibohnen und der Engelwurz weich köcheln (siehe Seite 13 f).

Nach Entfernen der Engelwurz täglich warm einnehmen.

Indikationen in der Chinesischen Medizin

- Milz- und Magen-Qi-Mangel
- Blut Xue-Stase

Indikation in der Westlichen Medizin

akute Schmerzen im Magen und in der Lebergegend

Rezeptur 4:

Zutaten

- 500 g frische Champignons
- Getreidezucker (Malzzucker) nach Belieben
- 30 ml Branntwein (ca. 40 – 50 % Vol.)

Zubereitung und Einnahme

Die Pilze trocknen und fein mahlen (siehe Seite 13 f).

Mit Zucker und Branntwein mischen.

Pillen von ca. 9 g formen (siehe Seite 13 f).

Täglich morgens und abends nach dem Essen je eine Pille einnehmen.

Indikation in der Chinesischen Medizin

schmerzhaftes Obstruktionssyndrom durch Wind und Nässe (Wind-Nässe-Bi Zheng)

Indikationen in der Westlichen Medizin

- Rückenschmerzen
- Gelenkschmerzen

Rezeptur 5:

Zutaten

- 100 g getrocknete Champignons
- etwas Wasser

Zubereitung und Einnahme

Die Pilze zerkeinern, in Wasser einweichen und köcheln (siehe Seite 13 f).

Als warme Suppe über den Tag verteilt essen.

Indikationen in der Chinesischen Medizin

- Milz- und Magen-Qi-Mangel
- Trockenheit

Indikation in der Westlichen Medizin

Verstopfung (Obstipation)

Rezeptur 6:

Zutaten

- 30 g getrocknete Champignons
- 30 g getrockneter Maisbart oder Maisgriffel (Yu Mi Xu)
- Wasser

Zubereitung und Einnahme

Die Pilze im Wasser einweichen und zusammen mit dem Maisbart köcheln (siehe Seite 13 f).

Abseihen und als Tee diese Menge mehrmals täglich trinken.

Indikationen in der Chinesischen Medizin

Milz- und Magen-Qi-Mangel

Trockenheit

Indikation in der Westlichen Medizin

Zuckerkrankheit (Diabetes)

Rezeptur 7:

Zutaten

- 200 g getrocknete Champignons
- 2 Scheiben frischer Ingwer
- Salz
- Wasser

Zubereitung und Einnahme

Die Pilze in Wasser einweichen und köcheln (siehe Seite 13 f).

Am Ende 2 Scheiben Ingwer dazugeben und etwas ziehen lassen.

Salzen nach Belieben.

In 2 Portionen teilen und 2 Tage lang je eine Portion warm essen.

Indikationen in der Chinesischen Medizin

- Milz- und Magen-Qi-Mangel
- Milz-Yang-Mangel

Indikationen in der Westlichen Medizin

- Übelkeit
- Verstopfung

Anmerkung:

Diese Rezeptur ist besonders wirksam während der Schwangerschaft!

Rezeptur 8:

Zutaten

- 6 g getrocknete Ling Zhi Pilze (glänzender Lackporling)
- 18 g getrocknete Champignons
- 45 g getrocknete Süßholzwurzel (Gan Cao)
- 50 g Klebreis
- Wasser
- Salz

Zubereitung und Einnahme

Die zerkleinerten Ling Zhi Pilze und die Champignons in Wasser einweichen und köcheln (siehe Seite 13 f).

Den Klebreis und die Süßholzwurzel dazugeben und einen Brei kochen.

Mit etwas Salz abschmecken.

1 mal täglich lauwarm für längere Zeit essen.

Indikationen in der Chinesischen Medizin

- Milz-Qi-Mangel
- Blut Xue-Mangel
- Mangel-Hitze

Indikation in der Westlichen Medizin

hoher Blutdruck (Hypertonie)

Rezeptur 9:

Zutaten

- 30 g getrocknete Champignons
- 50 g Klebreis
- Wasser
- Zwiebel, Ingwerpulver, Salz

Zubereitung und Einnahme

Die Pilze in Wasser einweichen.

Zusammen mit dem Klebreis einen Brei köcheln (siehe Seite 13 f).

Mit gedünsteten Zwiebeln, Ingwer und Salz nach Belieben würzen.

Für längere Zeit 1 mal täglich warm essen.

Indikationen in der Chinesischen Medizin

- Milz- und Magen-Qi-Mangel
- Schleim

Indikation in der Westlichen Medizin

- Schwäche

■ Rezeptur 10:

Zutaten

- 30 g getrocknete Champignons
- 6–12 g frisches Longanen-Fruchtfleisch
- 50 g Rundkornreis
- Salz
- Wasser

Zubereitung und Einnahme

Die Pilze in Wasser einweichen und zusammen mit dem Reis einen Brei köcheln (siehe Seite 13 f).

Am Ende die Loganen dazugeben und etwas mitköcheln.

Bei Bedarf etwas salzen.

Für längere Zeit 1 mal täglich warm essen.

Indikationen in der Chinesischen Medizin

- Milz- und Magen-Qi-Mangel
- Qi- und Blut Xue-Mangel
- Geist Shen-Mangel

Indikationen in der Westlichen Medizin

- Kraftlosigkeit nach langer Krankheit
- geistige Erschöpfung

Eichhase 猪苓

Synonyme:

nicht bekannt

Botanischer Name:

Polyporus umbellatus, Grifola umbellata

Chinesischer Name:

Zhu Ling

Kategorie:

leicht verderblicher Speisepilz

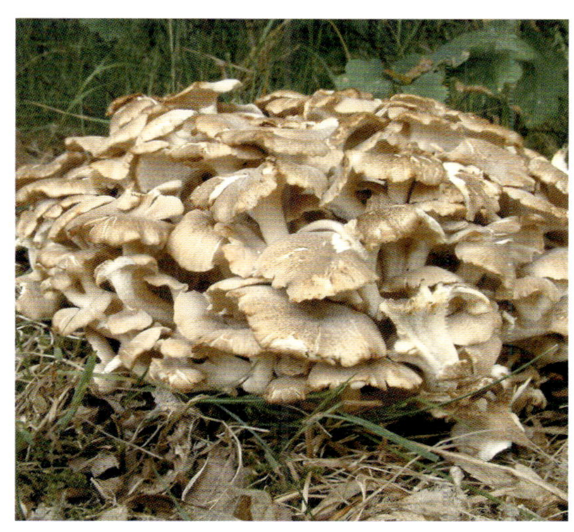

Der Eichhase kommt bereits in dem Basiswerk chinesischer Philosophie **Zhuang Zi** des Meisters Zhuang (etwa 369–286 v. Chr.) vor.

In der Materia Medica **Shen Nong Ben Cao Jing** (206 v. Chr. – 220 n. Chr.) sowie in **Ming Yi Bie Lu** (ca. 510 n. Chr.) wird er als Heilpilz aufgeführt. Nach dieser Zeit fehlt diese wichtige Droge in keinem chinesischen Heilpflanzenbuch.

Chinesische Medizin

Qualitäten:

- Geschmack: süß bis neutral
- Temperatur: ausgeglichen

Funktionskreisbezug:

Milz, Niere, Blase

Indikationen:

- Milz-Qi-Mangel
- Nieren- und Blasen-Qi-Mangel
- Nässe
- Schleim

Wirkungen:

- füllt Qi-Mangel von Milz, Niere und Blase auf
- leitet Nässe und Harn aus
- beseitigt trüben Schleim

Anmerkung:

Kontraindiziert bei Fehlen von Wasser und Nässe!

Westliche Medizin

Indikationen:

- Blasenentleerungsstörung (Miktionsbeschwerden)
- Ödeme
- Durchfall (Diarrhö)
- Ausfluß (Fluor genitalis)
- Lungenkrebs
- hämorrhagisches, epidemisches Fieber
- Steine im Harntrakt
- Psoriasis
- chronische Leberentzündung (Hepatitis)

Wirkungen:

- leitet den Harn aus (diuretisch)
- hemmt Tumorbildung
- stärkt das Immunsystem
- schützt die Leber
- schützt gegen ionisierende Strahlen (z.B. Röntgenstrahlen)
- wirkt antiviral
- wirkt antimykotisch
- hemmt frühzeitige Alterungsprozesse

Rezepturen

■ Rezeptur 1:

Zutaten

- 16 g getrockneter Eichhase
- Wasser

Zubereitung und Einnahme

Die Pilze in Wasser einweichen und köcheln (siehe Seite 13 f).

In 2 Portionen aufgeteilt täglich einnehmen.

Indikationen in der Chinesischen Medizin

- Überfließen des Wassers
- Nässe
- Milz-Qi-Mangel
- Nieren- und Blasen-Qi-Mangel

Indikationen in der Westlichen Medizin

- akute Nierenentzündung (Nephritis)
- generalisierte Ödeme
- Blasenentleerungsstörung (Miktionsbeschwerden)

Anmerkung:

Im akuten Falle die Menge auf das Doppelte erhöhen!

■ Rezeptur 2:

Zutaten

- 150 g getrockneter Eichhase
- warmes Wasser

Zubereitung und Einnahme

Die Pilze fein mahlen und davon 3 mal täglich je 6 g mit warmem Wasser einnehmen.

Indikationen in der Chinesischen Medizin

- Überfließen des Wassers
- Nässe
- schmerzhaftes Obstruktionssyndrom durch Nässe (Nässe-Bi Zheng)
- Nässe-Hitze in der Blase
- Nieren-Qi-Mangel
- Milz-Qi-Mangel
- Milz kontrolliert Blut Xue nicht

Indikationen in der Westlichen Medizin

- generalisierte Ödeme
- chronische Gelenkschmerzen
- Beinödeme

- vermindertes Wasserlassen oder Harnverhalten (Anurie)
- Blut im Urin
- wenig Durst

Anmerkung:

Diese Rezeptur ist besonders während der Schwangerschaft anzuwenden!

Rezeptur 3:

Zutaten

- 150 g getrockneter Eichhase
- warmes Wasser

Zubereitung und Einnahme

Die Pilze fein mahlen.
Davon täglich je 3–6 g 3 mal am Tage und 2 mal nachts mit warmem Wasser einnehmen.

Indikationen in der Chinesischen Medizin

- Milz-Qi-Mangel
- Milz kontrolliert Blut Xue nicht
- Nässe-Hitze in der Blase
- Nieren- und Blasen-Qi-Mangel

Indikationen in der Westlichen Medizin

- erschwertes oder schmerzhaftes Wasserlassen
- Blut im Urin
- Harnverhalten (Anurie)
- schmerzhafter, häufiger Harndrang (Pollakisurie)
- schmerzhaftes, vermehrtes Wasserlassen (Polyurie)

Anmerkung:

Auch diese Rezeptur ist wie schon Rezeptur 2 besonders während der Schwangerschaft anzuraten!

Rezeptur 4:

Zutaten

- 10–25 g getrockneter Eichhase
- 5 g getrocknete Süßholzwurzel (Gan Cao)
- 2 g grüner Tee
- Wasser

Zubereitung und Einnahme

Die Pilze und die Süßholzwurzel zerkleinern.
Beide in Wasser einweichen und köcheln (siehe Seite 13 f).

Dann den grünen Tee dazugeben und nochmals aufkochen.

Täglich 1 mal trinken.

Indikationen in der Chinesischen Medizin

- Milz- und Nieren-Qi-Mangel
- Überfließen des Wassers
- Nässe

Indikationen in der Westlichen Medizin

- generalisierte Ödeme
- Lungenkrebs
- Speiseröhrenkrebs

Hallimasch, honiggelber 密环菌

Synonyme:

Honigschwamm, honiggelber Blätterschwamm

Botanischer Name:

Armillaria mellea

Chinesischer Name:

Mi Huan Jun

Kategorie:

Nur erhitzt als Speisepilz genießbar; roh ist er schwach giftig.

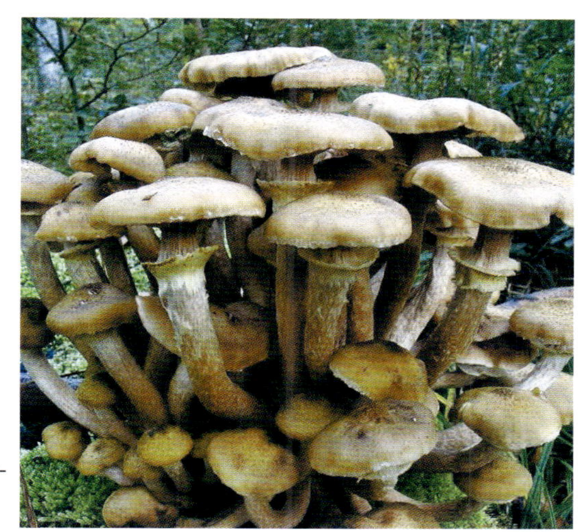

Schon sehr früh wurde der Hallimasch als volkstümliches Heilmittel verwendet. Die erste schriftliche Aufzeichnung über diesen Heilpilz findet sich jedoch erst im 20. Jahrhundert in einem Medikamentenbuch aus der Provinz Ji Lin (Provinz Kirin russ.).

Chinesische Medizin

Qualitäten:

- Geschmack: süß
- Temperatur: warm

Funktionskreisbezug:

Leber, Lunge, Dickdarm, Magen

Indikationen:

- Leber-Blut Xue-Mangel
- Leber-Wind

Wirkungen:

- füllt Leber-Blut Xue auf
- vertreibt den Leber-Wind
- erhellt die Augen
- stärkt die Gelenke und Knochen

Westliche Medizin

Indikationen:

- Epilepsie
- Gelenkschmerzen
- Schwindel (Vertigo)
- Taubheitsgefühle
- Ohrgeräusche (Tinnitus)
- Schlaflosigkeit

bei längerer Einnahme:

- Sehschwäche
- Augenentzündungen
- Nachtblindheit (Nyktalopie)
- Infekte der Atem- und Verdauungswege
- trockene Haut
- trockene Schleimhäute

Wirkungen:

- stärkt das Immunsystem
- wirkt beruhigend auf das Zentrale Nervensystem (ZNS)
- vermindert Angstzustände
- entspannt die Herzkranzgefäße und die Herzmuskulatur
- senkt den Blutdruck

Rezepturen

Rezeptur 1:

Zutaten

- 1000 g frische Hallimasch
- klarer Branntwein (40–50 %Vol.)

Zubereitung und Einnahme

Die Pilze trocknen und fein mahlen (siehe Seite 13 f).

Davon täglich 6–9 g mit etwas Branntwein einnehmen.

Indikationen in der Chinesischen Medizin

- Leber-Blut Xue-Mangel
- Leber-Wind

Indikation in der Westlichen Medizin

Rachitis

Rezeptur 2:

Zutaten

- 40 g frische Hallimasch
- Tofu

Zubereitung und Einnahme

Die Pilze trocknen, fein mahlen (siehe Seite 13 f) und täglich zusammen mit Tofu essen.

Indikationen in der Chinesischen Medizin

- Leber-Blut Xue-Mangel
- Leber-Wind

Indikation in der Westlichen Medizin

Menstruationskrämpfe

Anmerkung:

Diese Rezeptur darf bei Schwangeren nicht angewendet werden!

Rezeptur 3:

Zutaten

- 30–90 g frische Hallimasch
- Wasser

Zubereitung und Einnahme

Die Pilze in Wasser köcheln (siehe Seite 13 f) und als warme Suppe täglich für längere Zeit essen.

Indikationen in der Chinesischen Medizin

- Leber-Blut Xue-Mangel
- Lungen-Abwehr-Qi-Mangel (Wei Qi-Mangel)

Indikationen in der Westlichen Medizin

- Sehschwäche
- Nachtblindheit (Nyktalopie)
- Infekte der Atem- und Verdauungswege

Rezeptur 4:

Zutaten

- 15 g frische Hallimasch
- 7 Walnusskerne (mit brauner Haut)
- Kandiszucker nach Belieben
- Wasser

Zubereitung und Einnahme

Die Pilze und Walnusskerne zusammen langsam köcheln (siehe Seite 13 f) und den Kandiszucker dazugeben.

Täglich morgens längere Zeit einnehmen.

Indikationen in der Chinesischen Medizin

- Leber-Blut Xue-Mangel
- Nieren-Yin-Mangel

Indikationen in der Westlichen Medizin

- Schwindel (Vertigo)
- Ohrgeräusche (Tinnitus)
- Gelenkschwäche
- Sehnenschwäche

Judasohr 木耳

Synonyme:

Holunderschwamm,
chinesische Morchel,
Ohrlappenpilz,
Wolkenohr

Botanischer Name:

Auricularia
auricula-judae

Chinesischer Name:

Mu Er

Kategorie:

Speisepilz

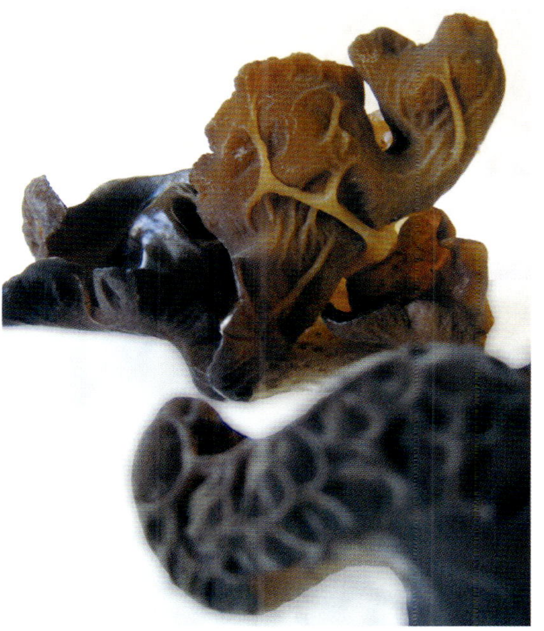

Das Judasohr wird in allen alten, medizinischen Klassikern wie **Shen Nong Ben Cao Jing** (206 v. Chr. – 220 n. Chr.), **Ben Cao Gang Mu** (1596), **Ri Yong Ben Cao** (1330–1350) usw. sowie in den meisten chinesischen Büchern über Diätetik erwähnt.

Chinesische Medizin

Qualitäten:

- Geschmack: süß
- Temperatur: ausgeglichen

Funktionskreisbezug:

Leber, Magen, Lunge, Dickdarm

Indikationen:

- Qi-Mangel
- Blut Xue-Mangel
- Trockenheit
- Blut Xue-Hitze

Wirkungen:

- füllt Qi und Blut Xue auf
- kühlt Blut Xue-Hitze
- stoppt Blutungen
- befeuchtet Lunge, Magen und den Dickdarm
- belebt Leitbahnen (Jing Luo-Mai)

Westliche Medizin

Indikationen:

- Krämpfe in den Extremitäten
- Husten
- Husten mit blutigem Auswurf
- Nasenbluten (Epistaxis)
- Schwäche nach Niederkunft
- Ausfluss (Fluor genitalis)
- Blutsturz
- Blut im Stuhl
- Verstopfung (Obstipation)
- Verletzungen

Wirkungen:

- stärkt das Immunsystem
- senkt Blutzuckerspiegel
- senkt erhöhte Blutfette
- wirkt antithrombotisch
- hemmt schnell voranschreitende Alterungsprozesse
- fördert die Heilung von Verletzungen
- führt dem Herzmuskel Sauerstoff zu
- heilt Geschwüre
- schützt gegen ionisierende Strahlen (z. B. Röntgenstrahlen)

Rezepturen

Rezeptur 1:

Zutaten

- 15 g getrocknete Judasohren
- Wasser

Zubereitung und Einnahme

Die Pilze über Nacht in Wasser einweichen und dann köcheln (siehe Seite 13 f).

Täglich morgens vor dem Essen einnehmen.

Indikation in der Chinesischen Medizin

Nässe-Hitze im Dickdarm

Indikation in der Westlichen Medizin

Durchfall (Diarrhö)

Rezeptur 2:

Zutaten

- 15 g getrocknete Judasohren
- Wasser
- klarer Branntwein (40–50 % Vol.)
- Salz
- Reisessig

Zubereitung und Einnahme

Die Pilze trocken etwas anrösten.

Dann entweder die Pilze mit etwas Branntwein einnehmen oder die Pilze in Wasser einweichen, köcheln (siehe Seite 13 f) und dann einnehmen.

Die Pilze können auch mit etwas Salz und Reisessig gewürzt werden.

Indikation in der Chinesischen Medizin

Nässe-Hitze im Dickdarm

Indikation in der Westlichen Medizin

Bakterienruhr (Dysenterie)

Rezeptur 3:

Zutaten

- 30 g getrocknete Judasohren
- 30 g Pfirsichkerne
- 30 g Honig
- Wasser

Zubereitung und Einnahme

Die Pilze in Wasser einweichen. Die Pfirsichkerne schälen, enthäuten und zerkleinern.

Alle Zutaten zusammen mit dem Honig köcheln (siehe Seite 13 f).

Diese Dosis täglich einnehmen.

Indikationen in der Chinesischen Medizin

- Blut Xue-Mangel
- Stagnation in den Leitbahnen (Jing Luo-Mai)

Indikation in der Westlichen Medizin

Taubheit der Extremitäten

Anmerkung:

Diese Rezeptur darf bei Schwangeren nicht angewendet werden!

Rezeptur 4:

Zutaten

- 30 g getrocknete Judasohren
- 1 l klarer Branntwein (40–50 % Vol.)

Zubereitung und Einnahme

Die Pilze fein mahlen und

1 Monat lang in dem Branntwein ansetzen (siehe Seite 13 f).

Dann 1–2 mal täglich davon 15–20 Tropfen (ca. 1 Teelöffel) zum Essen einnehmen.

Indikationen in der Chinesischen Medizin

- Magen-Qi- und -Yang-Mangel
- Magen-Qi-Stagnation

Indikation in der Westlichen Medizin

Magenschmerzen

Rezeptur 5:

Zutaten

- 2 g getrocknete Judasohren
- 50 g Klebreis
- Wasser

Zubereitung und Einnahme

Die Pilze fein mahlen und mit dem Reis und Wasser eine Suppe köcheln (siehe Seite 13 f).

Täglich als Suppe essen.

Indikation in der Chinesischen Medizin

Magen-Feuer

Indikation in der Westlichen Medizin

akute Magenschmerzen

Rezeptur 6:

Zutaten

- 30 g getrocknete Judasohren
- Wasser

Zubereitung und Einnahme

Die Pilze in heißem Wasser einweichen und täglich morgens nüchtern essen.

Indikationen in der Chinesischen Medizin

- Blut Xue-Hitze
- Blut Xue-Stase
- Absinken des Milz-Qi

Indikation in der Westlichen Medizin

Hämorrhoiden

Rezeptur 7:

Zutaten

- 120 g frische Judasohren
- Sesamöl
- klarer Branntwein (40–50 % Vol.)

Zubereitung:

Die Pilze trocknen und fein mahlen (siehe Seite 13 f).

2 mal täglich 30 g davon mit 3 Esslöffel Sesamöl mischen und mit etwas Branntwein einnehmen.

Indikationen in der Chinesischen Medizin

- Qi-Mangel
- Qi-Stagnation und Blut Xue-Stase in den Leitbahnen (Jing Luo-Mai)
- Blut Xue-Hitze

Indikation in der Westlichen Medizin

Thrombosegefahr bei schweren Verletzungen

Rezeptur 8:

Zutaten

- 60 g frische Judasohren
- brauner Zucker
- Wasser

Zubereitung und Einnahme

Die Pilze trocknen und fein mahlen (siehe Seite 13 f).

2 mal täglich 3–6 g Pilze mit etwas braunem Zucker in Wasser einnehmen.

Indikationen in der Chinesischen Medizin

- Blut Xue-Mangel
- Blut Xue-Stase

Indikation in der Westlichen Medizin

unregelmäßige Menstruation

Rezeptur 9:

Zutaten

- 120 g frische Judasohren
- 60 g Walnüsse (mit brauner Haut)
- 90 g frischer Ingwer
- 12 g getrocknete, chinesische Engelwurz (Dang Gui)
- 180 g Honig
- klarer Branntwein (40–50 % Vol.)

Zubereitung und Einnahme

Die Pilze trocknen und fein mahlen (siehe Seite 13 f).

Walnüsse, Ingwer und Engelwurz zerkleinern.

Alle Zutaten mit dem Honig mischen und daraus kleine Pillen von ca. 3 g formen.

Täglich morgens 5 Pillen mit etwas Branntwein einnehmen.

Bei Bedarf kann die Einnahme auch abends wiederholt werden.

Indikationen in der Chinesischen Medizin

- Blut Xue-Mangel
- Qi- und Blut Xue-Stase
- Leber-Wind
- Nieren-Essenz-Mangel

Indikationen in der Westlichen Medizin

- Schmerzen im Rücken nach Niederkunft
- Beinschmerzen
- Krämpfe in den Extremitäten

Anmerkung:

Essen von jeglicher Bohnenart macht diese Rezeptur unwirksam!

Rezeptur 10:

Zutaten

- 120 g frische Judasohren
- 120 getrocknete Bocksdornfrüchte (Gou Qi Zi)
- Reisessig
- Honig

Zubereitung und Einnahme

Die Pilze und Bocksdornfrüchte in etwas Essig rösten und trocknen (siehe Seite 13 f).

Dann beide fein mahlen und mit dem Honig mischen.

Daraus kleine Pillen formen und 1 Monat lang täglich 15 g von den Pillen morgens einnehmen.

Indikationen in der Chinesischen Medizin

- Wind- und Kälteangriff
- Lungen-Abwehr-Qi-Mangel (Wei Qi-Mangel)
- Qi- und Blut Xue-Mangel
- Leber-Wind
- Nieren-Essenz-Mangel

Indikationen in der Westlichen Medizin

- Krämpfe in den Extremitäten nach Niederkunft
- Erkältung nach Niederkunft

Anmerkung:

Nach einigen Tagen der Einnahme stellt sich Schwitzen ein. Das ist ein gutes Zeichen dafür, dass die Abwehrkräfte mobilisiert werden!

Rezeptur 11:

Zutaten

- 50 g getrocknete Judasohren
- Reisessig

Zubereitung und Einnahme

Die Pilze etwa 2 Std. lang in Essig einweichen lassen und auf 2 Portionen verteilt täglich für längere Zeit essen.

Indikationen in der Chinesischen Medizin

Qi- und Blut Xue-Mangel

Indikation in der Westlichen Medizin

allgemeine Schwäche nach Niederkunft

Rezeptur 12:

Zutaten

- 30 g getrocknete Judasohren
- 30 g weißer Zucker
- Wasser

Zubereitung und Einnahme

Die Pilze mit dem Zucker in Wasser einweichen und köcheln (siehe Seite 13 f).

Täglich mehrmals diese Menge lauwarm einnehmen.

Indikationen in der Chinesischen Medizin

- Toxizität
- Nässe-Hitze
- Milz-Qi-Mangel
- Leber-Yin-Mangel

Indikation in der Westlichen Medizin

Pilzvergiftung

Rezeptur 13:

Zutaten

- 15 g getrocknete Judasohren
- weißer Zucker
- Wasser

Zubereitung und Einnahme

Die Pilze mit kochendem Wasser übergießen und einweichen lassen.

Etwas Zucker dazugeben.

Abkühlen lassen.

Täglich einnehmen.

Indikationen in der Chinesischen Medizin

- Trockenheit in der Lunge
- Lungen-Yin-Mangel
- Blut Xue-Hitze

Indikation in der Westlichen Medizin

Nasenbluten (Epistaxis)

Anmerkung:

Diese Rezeptur ist im Vergleich zu Rezeptur 12 niedriger dosiert und für eine langfristige Einnahme gedacht!

Rezeptur 14:

Zutaten

- 30 g getrocknete Judasohren
- Wasser

Zubereitung und Einnahme

Die Pilze in Wasser einweichen und köcheln (siehe Seite 13 f).

1 mal täglich diese Menge für längere Zeit einnehmen.

Indikationen in der Chinesischen Medizin

- Qi- und Blut Xue-Mangel
- Stagnation in den Leitbahnen (Jing Luo-Mai)

Indikationen in der Westlichen Medizin

- erhöhte Blutfettwerte (Hyperlipidämie)
- Arterienverkalkung (Arteriosklerose)

Rezeptur 15:

Zutaten:

- 30–60 g frische Judasohren
- Salz
- Erdnußöl
- Wasser

Zubereitung und Einnahme

Die Pilze in Wasser köcheln (siehe Seite 13 f) und etwas Erdnußöl dazugeben.

Mit etwas Salz würzen.

In 2 Portionen aufgeteilt täglich als Suppe essen.

Indikationen in der Chinesischen Medizin

- Absinken des Milz-Qi
- Milz kontrolliert Blut Xue nicht
- Blut Xue-Hitze

Indikationen in der Westlichen Medizin

- Blut im Urin
- funktionelle Uterusblutung (Metorrhagie)
- blutende Hämorrhoiden

Rezeptur 16:

Zutaten

- 100 g frische Judasohren
- Salz
- Wasser

Zubereitung und Einnahme

Die Pilze in Wasser köcheln (siehe Seite 13 f), mit etwas Salz würzen und als warme Suppe in 4–6 Portionen aufgeteilt täglich essen.

Indikationen in der Chinesischen Medizin

- Trockenheit im Dickdarm
- Magen-Qi-Mangel
- Nieren- und Blasen-Qi-Mangel

Indikationen in der Westlichen Medizin

- Harnverhaltung (Anurie)
- Stuhlverhaltung

Anmerkung:

Diese Rezeptur ist besonders während der Schwangerschaft angezeigt! Die Dosierung ist im Vergleich zu Rezeptur 14 höher und nur für eine kurze Anwendungszeit gedacht.

Rezeptur 17:

Zutaten

- 30 g getrocknete Judasohren
- 30 g frische Judasohren
- 15 g geröstete Sesamsamen

Zubereitung und Einnahme

Die getrockneten Judasohren rösten und in Wasser einweichen. Die frischen Judasohren und die Sesamsamen dazugeben und alles zusammen köcheln (siehe Seite 13 f).

1 mal täglich einnehmen.

Indikationen in der Chinesischen Medizin

- Blut Xue-Hitze
- Milz kontrolliert Blut Xue nicht

Indikation in der Westlichen Medizin

Blut im Stuhl

Rezeptur 18:

Zutaten

- 30 g getrocknete Judasohren
- 20 g grüner Tee
- Wasser

Zubereitung und Einnahme

Pilze und Tee mit heißem Wasser übergießen, einweichen und ziehen lassen.

Abseihen. Längere Zeit täglich als Tee warm trinken.

Indikationen in der Chinesischen Medizin

- Magen-Qi-Mangel
- Qi-Mangel
- Nässe
- Schleim

Indikation in der Westlichen Medizin

Fettleibigkeit (Adipositas)

Anmerkung:

Alkohol, fettes Essen und Salz meiden!

Rezeptur 19:

Zutaten

- 30 g getrocknete Judasohren
- 100 g Klebreis
- Salz
- Pfeffer
- Zwiebeln
- Wasser

Zubereitung und Einnahme

Die Pilze in Wasser einweichen. Mit dem Klebreis zusammen einen Brei köcheln (siehe Seite 13 f).

Mit Salz, Pfeffer und gedünsteten Zwiebeln würzen.

Täglich morgens nüchtern warm essen.

Indikationen in der Chinesischen Medizin

- Milz kontrolliert Blut Xue nicht
- Absinken des Milz-Qi
- Qi- und Blut Xue-Mangel

Indikationen in der Westlichen Medizin

- blutende Hämorrhoiden
- Abmagerung

Rezeptur 20:

- Zutaten
- 10 g getrocknete Judasohren
- 50–100 g Klebreis
- Zucker
- Wasser

Zubereitung und Einnahme

Die Pilze in Wasser einweichen

und zusammen mit dem Reis einen Brei köcheln (siehe Seite 13 f).

Mit dem Zucker würzen.

Täglich morgens für längere Zeit nüchtern warm essen.

Indikationen in der Chinesischen Medizin

- Magen-Qi-Mangel
- Blut Xue-Mangel
- Blut Xue-Stase
- Stagnation in den Luo-Gefäßen (Luo Mai)

Indikationen in der Westlichen Medizin

- Verringerte Magenkapazität bei alten Menschen
- Vorbeugung gegen Verkalkung der Herzkranzgefäße (Koronarsklerose)

Rezeptur 21:

Zutaten

- 20 g getrocknete Judasohren
- 50 g Klebreis
- Zucker
- Wasser

Zubereitung und Einnahme

Die Pilze in Wasser einweichen und zusammen mit dem Reis einen Brei köcheln (siehe Seite 13 f).

Mit etwas Zucker würzen.

1 mal täglich warm essen.

Indikationen in der Chinesischen Medizin

- Qi- und Blut Xue-Mangel
- Milz kontrolliert Blut Xue nicht

Indikationen in der Westlichen Medizin

- Nasenbluten (Epistaxis)
- Zahnfleischbluten
- Schwindel (Vertigo)
- Ohrgeräusche (Tinnitus)
- Herzklopfen (Palpitationen)
- Müdigkeit
- Hautblutungen (Petechien, Ekchymosen)

Anmerkung:

Diese Rezeptur ist im Vergleich zu Rezeptur 20 höher dosiert und für eine kürzere Einnahmedauer gedacht!

Kiefernschwamm 茯苓

Synonym:

Kokospilz

Botanischer Name:

Poria cocos,
Wolfiporia cocos,
Tuckahoe, Hoelen

Chinesischer Name:

Fu Ling

Kategorie:

kein Speisepilz

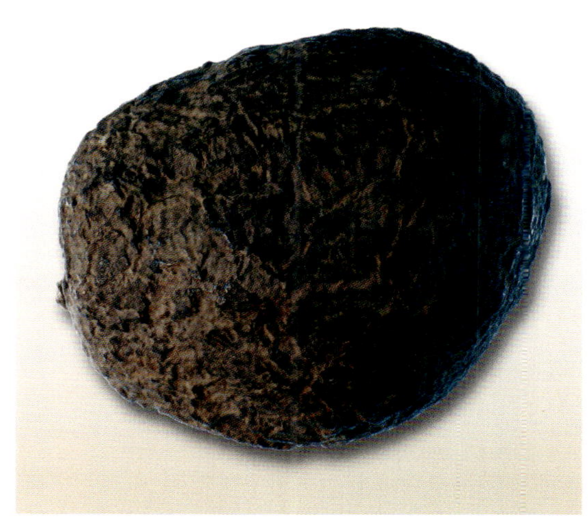

Verwendet wird das Pilzmyzel (Sklerotium) und nicht der Fruchtkörper! Es wird zwischen einem weißen und einem roten Kiefernschwamm, je nach Farbe der oberflächlichen Schicht des Pilzes unterschieden. Auch die Haut des Kiefernschwammes zeigt eine heilende Wirkung.

Die früheste Aufzeichnung des Kiefernschwamms findet sich in dem Klassiker **Shen Nong Ben Cao Jing** aus der Han-Zeit. Als Heilpilz erwähnt wird er seither in jeder chinesischen Materia Medica.

Chinesische Medizin

Qualitäten:

- Geschmack: süß
- Temperatur: ausgeglichen

Funktionskreisbezug:

Niere, Milz, Lunge, Herz

Indikationen:

- Nässe (weißer Kiefernschwamm)
- Nässe-Hitze (roter Kiefernschwamm)
- Überfließen des Wassers (Kiefernschwammhaut)
- Schleim
- Qi-Mangel von Niere, Herz, Milz und Lunge
- Geist Shen-Unruhe

Wirkungen:

- leitet Nässe ab
- wandelt Schleim um
- stärkt das Qi von Milz, Herz, Lunge und Niere
- beruhigt Herz und Geist Shen

Westliche Medizin

Indikationen:

weißer Kiefernschwamm (Bai Fu Ling):

- Ödeme
- Durchfall (Diarrhö)
- vermehrtes Wasserlassen (Polyurie)
- häufiges Wasserlassen (Pollakisurie)
- Herzrasen
- Schlaflosigkeit
- akute und chronische Leberentzündung (Hepatitis)
- Schizophrenie
- Hautkrebs (Melanom)

roter Kiefernschwamm (Chi Fu Ling):

- Harnverhaltung (Anurie)
- Bakterienruhr (Dysenterie)
- trüber Urin

Kiefernschwamm-Haut (Fu Ling Pi):

- generalisierte Ödeme
- Wasserlassen vermindert

Wirkungen:

- stärkt das Immunsystem
- hemmt Tumorbildung
- wirkt antiviral
- wirkt beruhigend
- fördert die Verdauung
- leitet Harn aus (diuretisch)
- schützt gegen ionisierende Strahlen (z. B. Röntgenstrahlen)
- wirkt besonders auf Herz und Blutgefäße
- hemmt schnell voranschreitende Alterungsprozesse
- stärkt den Körper

Rezepturen

Rezeptur 1:

Zutaten

- 60 g getrockneter Kiefernschwamm
- Wasser

Zubereitung und Einnahme

Die Pilze fein mahlen und täglich 6–10 g mit etwas Wasser einnehmen.

Indikationen in der Chinesischen Medizin

- Milz-Qi-Mangel
- Herz-Qi-Mangel
- Überfließen des Wassers
- Wasser bedrängt das Herz
- Schleim

Indikationen in der Westlichen Medizin

- langanhaltender Husten mit viel Schleim
- Herzklopfen (Palpitationen)
- Kopfschmerzen
- Ödeme

Rezeptur 2:

Zutaten

- 30 g getrockneter Kiefernschwamm
- Wasser

Zubereitung und Einnahme

Die Pilze zerkleinern, in Wasser einweichen und köcheln (siehe Seite 13 f).

Täglich diese Menge trinken.

Indikationen in der Chinesischen Medizin

- Milz-Qi-Mangel
- Nieren-Qi-Mangel
- Lungen-Qi-Mangel
- Nässe
- Überfließen des Wassers

Indikation in der Westlichen Medizin

Ödeme

Rezeptur 3:

Zutaten:

- 60 g getrockneter Kiefernschwamm
- Wasser

Zubereitung und Einnahme

Die Pilze zerkleinern, in Wasser einweichen und köcheln (siehe Seite 13 f).

Diese Menge täglich für 1–3 Monate einnehmen.

Indikationen in der Chinesischen Medizin

- Herz-Qi-Mangel
- Geist Shen-Unruhe
- Schleim verwirrt das Herz

Indikation in der Westlichen Medizin

Chronische Schizophrenie

Rezeptur 4:

Zutaten

- 1000 g getrockneter Kiefernschwamm
- 210 g Ginseng (Ren Shen)
- 30 g getrocknete Süßholzwurzeln (Gan Cao)
- 1,4 l Milch
- 300 g Honig
- Wasser

Zubereitung und Einnahme

Pilze, Ginseng und Süßholzwurzeln zerkleinern.

Süßholzwurzeln und Pilze in Wasser einweichen und köcheln (siehe Seite 13 f).

Dann den Honig, den Ginseng und die Milch dazugeben und weiter köcheln.

Alles einkochen, bis eine feste Masse entsteht.

Diese Masse trocknen, pulverisieren und täglich 20 g in warmem Wasser einnehmen.

Indikationen in der Chinesischen Medizin

- Stauung von Schleimflüssigkeit im Brustkorb und in den Rippenbögen

- „hängender Speichel“ (Xuan Yin)
- Milz-Qi-Mangel

Indikationen in der Westlichen Medizin

- Beklemmung im Brustkorb und in den Rippenbögen
- feuchte Rippenfellentzündung (Pleuritis exsudativa)
- Pleuraerguß

Rezeptur 5:

Zutaten

- 24 g getrockneter Kiefernschwamm
- 9 getrockneter Ingwer
- 4 Stück getrocknete, chinesische, rote Datteln (Da Zao)
- 6 g getrocknete Süßholzwurzeln (Gan Cao)
- 12 g gemahlener Zimt
- Wasser

Zubereitung und Einnahme

Alle Zutaten zerkleinern, in Wasser einweichen und köcheln (siehe Seite 13 f).

Am Ende mit dem Zimt würzen.

Diese Menge täglich in 3 Portionen aufgeteilt warm einnehmen.

Indikationen in der Chinesischen Medizin

- Milz-Qi-Mangel
- Milz-Yang-Mangel
- Nässe
- Schleim

Indikationen in der Westlichen Medizin

- Bauchschmerzen
- Blähungen, die zum Brustkorb und Zwerchfell aufsteigen (Roemheld-Syndrom)
- Völlegefühl
- Kopfschmerzen
- Speichelfluss
- Atemnot

Rezeptur 6:

Zutaten

- 12 g getrockneter Kiefernschwamm
- 3 g getrocknete Süßholzwurzeln (Gan Cao)
- 9 g gemahlener Zimt
- Wasser

Zubereitung und Einnahme

Die zerkleinerten Pilze und die Süßholzwurzeln in Wasser einweichen und köcheln (siehe Seite 13 f).

Mit Zimt würzen.

Täglich diese Menge warm einnehmen.

Indikationen in der Chinesischen Medizin

- Milz-Qi-Mangel
- Milz-Yang-Mangel
- Nässe-Obstruktion der Milz
- Geist Shen-Unruhe

Indikationen in der Westlichen Medizin

- chronische Magenentzündung (Gastritis)
- Appetitlosigkeit
- Übelkeit
- Benommenheit
- Verwirrtheit

■ **Rezeptur 7:**

Zutaten

- 10 g getrockneter Kiefernschwamm
- 5 g getrockneter Ingwer
- Wasser

Zubereitung und Einnahme

Die Zutaten zerkleinern, in Wasser einweichen und köcheln (siehe Seite 13 f).

In 2 Portionen aufgeteilt täglich warm einnehmen.

Indikationen in der Chinesischen Medizin

- Milz-Qi-Mangel
- Milz-Yang-Mangel
- Nässe-Kälte

Indikationen in der Westlichen Medizin

- Durchfall (Diarrhö)
- wässriger Stuhl
- kalter Bauch

Rezeptur 8:

Zutaten

- 120 g getrockneter Kiefernschwamm
- 120 g Fenchelsamen
- Wasser

Zubereitung und Einnahme

Alle Zutaten fein mahlen und mit etwas Wasser mischen.

Daraus kleine Pillen formen.

Täglich mit etwas warmem Wasser 9 g der Pillen über den Tag verteilt einnehmen.

Indikation in der Chinesischen Medizin

Nieren-Yang-Mangel

Indikation in der Westlichen Medizin

vermindertes Wasserlassen (Oligurie)

Rezeptur 9:

Zutaten

- 30 g getrockneter Kiefernschwamm
- Wasser

Zubereitung und Einnahme

Die Pilze fein mahlen und täglich diese Menge auf 2–3 Portionen verteilt mit etwas Wasser einnehmen.

Indikationen in der Chinesischen Medizin

- Milz-Qi-Mangel
- Nässe-Obstruktion der Milz
- Leber-Qi-Stagnation

Indikation in der Westlichen Medizin

Gelbsucht (Ikterus)

Rezeptur 10:

Zutaten

- 60 g getrockneter Kiefernschwamm
- 1,5 l klarer Branntwein (40–50 % Vol.)

Zubereitung und Einnahme

Die Pilze zerkleinern und mit dem Branntwein in einem Glas gut verschlossen 7 Tage einweichen (siehe Seite 13 f).

Täglich morgens und abends je 15–20 Tropfen (ca. 1 Teelöffel) davon einnehmen.

Indikationen in der Chinesischen Medizin

- Milz-Qi-Mangel
- Milz und Magen nicht harmonisch
- Herz-Qi-Mangel
- Geist Shen-Unruhe

Indikationen in der Westlichen Medizin

- Muskelschwäche
- Abmagerung
- Schreckhaftigkeit
- Schlaflosigkeit
- Vergesslichkeit

Anmerkung:

Diese Rezeptur ist bei schnell voranschreitenden Alterungsprozessen besonders hilfreich!

Klapperschwamm 灰树花

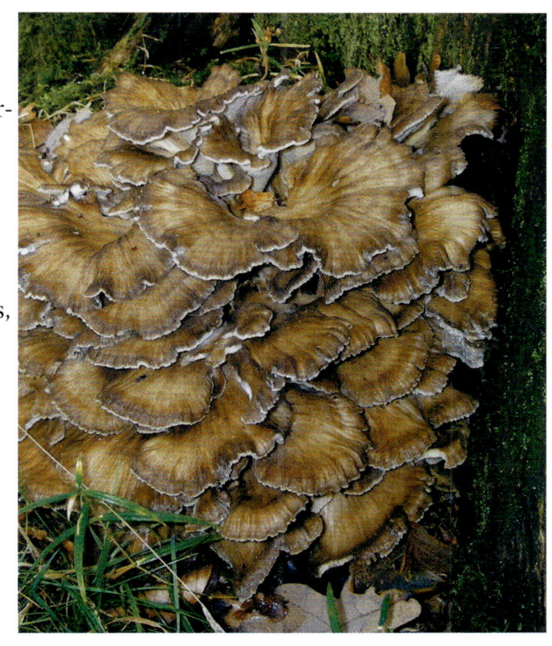

Synonyme:

Henne der Wälder, tanzender Schmetterlingspilz, Maitake (japanisch)

Botanischer Name:

Grifola frondosa, Polyporus frondosus, Boletus frondosus

Chinesischer Name:

Hui Shu Hua

Kategorie:

Speisepilz nur in frischem, jungem Zustand

Der Klapperschwamm wird in der chinesischen Literatur erstmals in dem Pilzbuch **Zhong Guo Yao Yong Zheng Jun Tu Jian** von 1984 erwähnt.

Chinesische Medizin

Qualitäten:

- Geschmack: süß
- Temperatur: ausgeglichen

Funktionskreisbezug:

Milz

Indikationen:

- Milz-Qi-Mangel
- Nässe
- Hitze

Wirkungen:

- füllt Milz-Qi auf
- leitet Nässe aus
- kühlt Hitze

Westliche Medizin

Indikationen:

- Harnverhaltung (Anurie)
- Ödeme
- Bauchwassersucht (Aszites)
- HIV-Infektion (Aids)
- Leberzirrhose
- Zuckerkrankheit (Diabetes)
- Bluthochdruck (Hypertonie)
- Krebs
- Osteoporose
- Fettleibigkeit (Adipositas)

Wirkungen:

- stärkt das Immunsystem
- hemmt Tumorbildung
- senkt den Blutdruck
- senkt den Blutzuckerspiegel
- schützt die Leber
- fördert die Gewichtsabnahme
- stärkt bei Erschöpfung
- stärkt bei Kraftlosigkeit

Rezepturen

■ Rezeptur 1:

Zutaten

- 30 g getrocknete Klapperschwämme
- 30 g Azukibohnen (Chi Xiao Dou)
- 1 Karpfen
- Salz, Pfeffer
- Wasser

Zubereitung und Einnahme

Die Pilze zerkleinern, in Wasser einweichen und zusammen mit den Azukibohnen weich köcheln (siehe Seite 13 f).

Den Karpfen säubern, ausnehmen, in Wasser gar kochen und als Suppe zusammen mit den weich geköchelten Pilzen und Azukibohnen essen.

Mit etwas Salz und Pfeffer würzen.

Diese Suppe häufig essen.

Indikationen in der Chinesischen Medizin

- Milz- und Magen-Qi-Mangel
- Nieren-Qi-Mangel
- Nässe
- Überfließen des Wassers

Indikation in der Westlichen Medizin

Ödeme

■ Rezeptur 2:

Zutaten

- 100 g getrocknete Klapperschwämme
- 30 g Walnusskerne

Zubereitung und Einnahme

Die Pilze in Wasser einweichen und zusammen mit den zerkleinerten Walnusskernen köcheln (siehe Seite 13 f).

Diese Menge täglich einnehmen.

Indikationen in der Chinesischen Medizin

- Milz-Qi-Mangel
- Lungen-Qi-Mangel
- Nieren-Qi-Mangel
- Nässe

Indikation in der Westlichen Medizin

Fettleibigkeit (Adipositas)

Lackporling, glänzender 灵芝

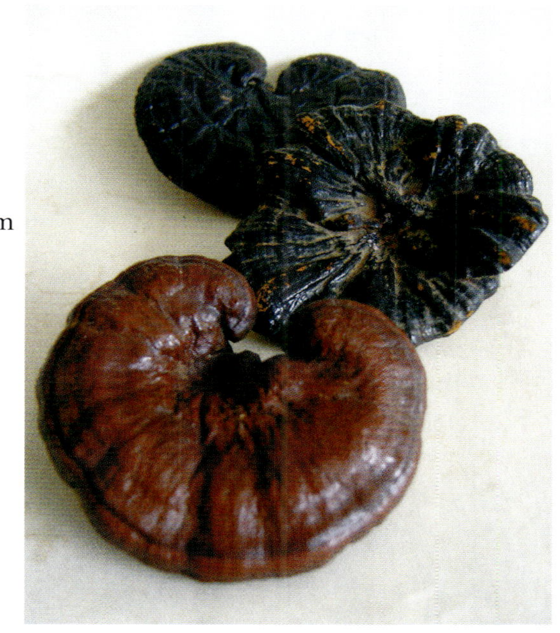

Synonym:

Reishi (japanisch)

Botanischer Name:

Ganoderma lucidum

Chinesischer Name:

Ling Zhi

Kategorie:

kein Speisepilz

In der Gedichtsammlung **Chu Zi** aus dem Staate Chu erwähnte der Dichter Qu Yuan (340–278 v. Chr.) erstmals den Lackporling. Eine ausführliche Beschreibung findet sich in dem Klassiker der Materia Medica **Shen Nong Ben Cao Jing** (206 v. Chr. – 220 n. Chr.). Von da an wird er bis heute als einer der bedeutendsten Heilpilze in jedem Medikamentenbuch genau und ausführlich abgehandelt und wegen seiner zahlreichen Heilwirkungen hoch geschätzt.

Chinesische Medizin

Qualitäten:

- Geschmack: süß bis neutral, etwas bitter
- Temperatur: ausgeglichen

Funktionskreisbezug:

alle 5 Funktionskreise

Indikationen:

- Milz und Magen nicht harmonisch
- Qi-Mangel von Milz, Lunge, Niere und Herz
- Blut Xue-Mangel
- Geist Shen-Unruhe

Wirkungen:

- füllt Herz-, Milz-, Lungen-, Nieren- und Leber-Mangel auf
- harmonisiert Milz und Magen
- nährt Blut Xue
- beruhigt Geist Shen

Westliche Medizin

Indikationen:

- körperliche und geistige Erschöpfung
- allgemeine Schwäche nach langer Krankheit
- Husten
- Asthma
- Schlaflosigkeit
- Appetitlosigkeit
- Erkrankung der Herzkranzgefäße (Koronarerkrankungen)
- Entzündung des Herzmuskels (Myokarditis)
- Bluthochdruck (Hypertonie)
- Verminderung der Zahl der weißen Blutkörperchen (Leukopenie)
- Leberentzündung (Hepatitis)
- Zuckerkrankheit (Diabetes)
- Multiple Sklerose
- Zwölffingerdarmgeschwür (Ulcus duodeni)
- Netzhauterkrankungen des Auges
- Pilzvergiftung
- unterentwickelte Hirntätigkeit
- progressive Muskeldystrophie

- Muskelatrophie
- Erhöhung der Blutfettwerte (Hyperlipidämie)
- Gelenkentzündung (Arthritis)
- Höhenkrankheit

Wirkungen:

- stärkt das Immunsystem
- hemmt Tumorbildung
- entspannt die Muskulatur
- stillt Schmerzen (analgetisch)
- hemmt frühzeitige Alterungsprozesse
- schützt die Leber
- schützt gegen ionisierende Strahlen (z.B. Röntgenstrahlen)
- wirkt antiallergisch
- wirkt antibakteriell
- wirkt antiviral
- wirkt ausgleichend auf den Hormonhaushalt
- wirkt besonders auf Herz, Blutgefäße, Uterus, Darm und die quer gestreifte Muskulatur

Rezepturen

Rezeptur 1:

Zutaten

- 6–12 g getrocknete Lackporlinge
- Wasser

Zubereitung und Einnahme

Die getrockneten Pilze zerkleinern, in Wasser einweichen und langsam köcheln (siehe Seite 13 f).

Dann abseihen.

Morgens und abends für längere Zeit täglich diese Menge warm trinken.

Indikationen in der Chinesischen Medizin

- Qi-Mangel von Milz, Niere, Herz
- Blut Xue-Mangel
- Geist Shen-Unruhe

Indikationen in der Westlichen Medizin

- Erschöpfung
- Schlaflosigkeit
- Schwindel (Vertigo)
- Herzklopfen (Palpitationen)
- Ohrgeräusche (Tinnitus)
- Schwerhörigkeit
- Verstopfung (Obstipation)
- Bluthochdruck (Hypertonie)

Anmerkung:

Besonders empfohlen bei älteren Menschen! Bei Bluthochdruck diese Rezeptur mindestens 20 Tage einnehmen!

Rezeptur 2:

Zutaten

- 6–9 g getrocknete Lackporlinge
- Wasser

Zubereitung:

Die Pilze in Wasser einweichen und langsam köcheln (siehe Seite 13 f).

Dann abseihen, in 3 Portionen aufteilen und diese täglich trinken.

Indikationen in der Chinesischen Medizin

- pathogener Wind-Angriff
- Lungen-Abwehr-Qi-Mangel (Wei Qi-Mangel)

Indikation in der Westlichen Medizin

Förderung des Exanthem-Durchbruchs bei Masern

Anmerkung:

Diese Rezeptur ist etwas schwächer dosiert als Rezeptur 1 und nur für eine kurze Einnahmedauer besonders bei Kindern gedacht.

■ Rezeptur 3:

Zutaten

- 1,5–6 g getrocknete Lackporlinge
- Wasser

Zubereitung und Einnahme

Die Pilze in Wasser einweichen und langsam köcheln (siehe Seite 13 f).

Dann abseihen und über eine längere Zeit täglich 1 mal warm trinken.

Indikationen in der Chinesischen Medizin

- Milz- und Lungen-Qi-Mangel
- Nässe
- Schleim

Indikationen in der Westlichen Medizin

- chronische Bronchitis
- Husten
- Verschleimung
- Appetitlosigkeit

Anmerkung:

Diese Rezeptur ist eine schwächere Dosierung im Vergleich zu Rezeptur 1 und für eine langfristige Anwendung gedacht!

■ Rezeptur 4:

Zutaten

- 25–30 g getrocknete Lackporlinge
- Wasser

Zubereitung und Einnahme

Die Pilze in Wasser einweichen und langsam köcheln (siehe Seite 13 f).

Dann abseihen.

Diese Menge in 3 Portionen aufteilen und täglich warm trinken.

Indikation in der Chinesischen Medizin

Milz kontrolliert Blut Xue nicht

Indikation in der Westlichen Medizin

funktionelle Uterusblutung (Metrorrhagie)

Anmerkung:

Diese Rezeptur ist im Vergleich zu Rezeptur 1 höher dosiert!

Rezeptur 5:

Zutaten

- 150 g getrocknete Lackporlinge
- Honig

Zubereitung und Einnahme

Die Pilze fein mahlen und jeden Tag 2 mal 3–5 g Pilze mit etwas Honig einnehmen.

Indikationen in der Chinesischen Medizin

- Qi-Mangel
- Blut Xue-Mangel
- Geist Shen-Unruhe

Indikationen in der Westlichen Medizin

- Nervenschwäche (Neurasthenie)
- Gedächtnisschwäche
- Schwindel (Vertigo)
- Müdigkeit
- Appetitlosigkeit
- Schlaflosigkeit

Rezeptur 6:

Zutaten

- 30 g getrocknete Lackporlinge
- 30 g getrocknete Shiitake
- 30 g amerikanischer Ginseng (Xi Yang Shen)

Zubereitung und Einnahme

Alle Zutaten fein mahlen und mischen.
Davon 2 mal täglich 2–3 g mit etwas lauwarmem Wasser einnehmen.

Indikationen in der Chinesischen Medizin

- Magen- und Leber-Yin-Mangel
- Qi-Mangel

Indikationen in der Westlichen Medizin

- Trockenheit von Mund und Lippen
- Appetitlosigkeit
- Verstopfung (Obstipation)
- Unruhe
- Abmagerung
- Magenschmerzen

Im Besonderen, wenn diese Symptome bei Tumorerkrankungen auftreten!

Rezeptur 7:

Zutaten

- 50 g getrocknete Lackporlinge
- 0,5 l Zuckersirup

Zubereitung und Einnahme

Die Pilze fein mahlen und mit Zuckersirup mischen.

Kühl lagern!

Davon 3 mal täglich nach dem Essen 10 ml mit warmem Wasser einnehmen.

Indikationen in der Chinesischen Medizin

- Trockenheit in der Lunge
- Lungen-Qi-Mangel
- gegenläufiges Lungen-Qi
- schmerzhaftes Obstruktionssyndrom durch Wind-Nässe (Wind-Nässe-Bi Zheng) in den Gelenken

Indikationen in der Westlichen Medizin

- Asthma, besonders allergisches
- hartnäckige Atemnot
- Gelenkentzündung (Arthritis)

Rezeptur 8:

Zutaten

- 100 g getrocknete Lackporlinge
- 150 g getrockneter Eichhase
- 50 g getrocknetes Judasohr
- Honig

Zubereitung und Einnahme

Die Pilze alle fein mahlen und mischen.

2 mal täglich je 6 g von dieser Mischung mit etwas Honig einnehmen.

Indikationen in der Chinesischen Medizin

- Qi-Mangel
- Blut Xue-Mangel
- trüber Schleim
- Nässe

Indikation in der Westlichen Medizin

Lungenkrebs

■ Rezeptur 9:

Zutaten

- 30–60 g getrocknete Lackporlinge
- Wasser

Zubereitung und Einnahme

Die Pilze fein mahlen und täglich mit warmem Wasser einnehmen.

Indikationen in der Chinesischen Medizin

- Toxizität
- Nässe-Hitze
- Milz-Qi-Mangel

Indikation in der Westlichen Medizin

Pilzvergiftung

■ Rezeptur 10:

Zutaten

- 200 g getrocknete Lackporlinge
- 1,5 l klarer Branntwein (40–50 % Vol.)

Zubereitung und Einnahme

Die Pilze fein mahlen und in Branntwein 1 Monat lang ansetzen (siehe Seite 13 f).

Danach täglich 15–20 Tropfen (ca. 1 Teelöffel) davon einnehmen.

Indikation in der Chinesischen Medizin

Lungen-Abwehr-Qi-Mangel (Wei Qi-Mangel)

Indikation in der Westlichen Medizin

Alle Infekte

■ Rezeptur 11:

Zutaten

- 50 g getrocknete Lackporlinge
- 0,5 l klarer Branntwein (40–50 % Vol.)

Zubereitung und Einnahme

Die Pilze zerkleinern und 1 Monat lang in den Alkohol legen (siehe Seite 13 f).

Dann 2 mal täglich davon 15–20 Tropfen (ca. 1 Teelöffel) für eine längere Zeit nach dem Essen einnehmen.

Indikationen in der Chinesischen Medizin

- Qi-Mangel
- Blut Xue-Mangel
- schmerzhaftes Obstruktionssyndrom durch Wind-Kälte (Wind-Kälte-Bi Zheng)
- Blut Xue-Gefäße und Leitbahnen (Jing Luo-Mai) nicht durchgängig
- Geist Shen-Unruhe

Indikationen in der Westlichen Medizin

- allgemeine Schwäche
- Schlaflosigkeit
- Atemnot
- Verdauungsschwäche
- Gelenkschmerzen
- Potenzschwäche

Anmerkung:

Diese Rezeptur unterscheidet sich von Rezeptur 10 durch die häufigere und längere Einnahme!

Rezeptur 12:

Zutaten

- 50 g getrocknete Lackporlinge
- 1 l klarer Branntwein (40–50 % Vol.)
- 20 g Honig

Zubereitung:

Die Pilze zerkleinern und mit dem Honig 1 Monat lang in den Alkohol legen (siehe Seite 13 f).

Dann davon 2 mal täglich je 15–20 Tropfen (ca. 1 Teelöffel) einnehmen.

Indikationen in der Chinesischen Medizin

- Qi-Mangel aller Funktionskreise
- trüber Schleim
- Nässe

Indikationen in der Westlichen Medizin

- Magenkrebs
- Verminderung der Zahl der weißen Blutkörperchen (Leukopenie)

Rezeptur 13:

Zutaten

- 10 g getrocknete Lackporlinge
- 20 g Honig
- Wasser

Zubereitung und Einnahme

Die Pilze zerkleinern und mit dem Honig in Wasser langsam köcheln (siehe Seite 13 f).

Dann abseihen und mehrmals täglich diese Menge warm trinken.

Indikationen in der Chinesischen Medizin

- Qi-Mangel von Milz, Niere Herz
- Blut Xue-Mangel
- Geist Shen-Unruhe

Indikationen in der Westlichen Medizin

- Schwindel
- Schlaflosigkeit
- Müdigkeit
- Atemnot
- Verdauungsschwäche
- Erkrankung der Herzkranzgefäße (Koronarerkrankung)
- Bluthochdruck (Hypertonie)
- erhöhte Blutfettwerte (Hyperlipidämie)

Rezeptur 14:

Zutaten

- 6 g getrocknete Lackporlinge
- 5 g getrocknete Süßholzwurzeln (Gan Cao)
- Wasser

Zubereitung und Einnahme

Beide Zutaten zerkleinern, in Wasser einweichen und langsam köcheln (siehe Seite 13 f).

Dann abseihen und 1 mal täglich trinken.

Indikationen in der Chinesischen Medizin

- Milz-Qi-Mangel
- Nässe-Obstruktion der Milz
- Leber-Qi-Stagnation

Indikationen in der Westlichen Medizin

- Leberentzündung (Hepatitis)
- Gelbsucht (Ikterus)

Rezeptur 15:

Zutaten

- 100 g getrocknete Lackporlinge
- 100 g Ginseng (Ren Shen)
- Wasser
- 1 l klarer Branntwein (40–50 % Vol.)
- Honig

Zubereitung und Einnahme

Pilze und Ginseng getrennt in Wasser einweichen und getrennt langsam köcheln (siehe Seite 13 f).

Dann beide abseihen.

Beide Bestandteile nochmals getrennt in Wasser langsam köcheln (siehe Seite 13 f).

Sud aus beiden Abkochungen zusammen in den Branntwein geben und bei Zimmertemperatur lagern.

Für lange Zeit täglich morgens und abends je 20 Tropfen (ca. 1 Teelöffel) davon mit warmem Wasser einnehmen.

Eventuell etwas Honig dazugeben.

Indikationen in der Chinesischen Medizin

- Yuan Qi-Mangel (Mangel an Ursprungs-Qi)
- Lungen- und Milz-Qi-Mangel

Indikationen in der Westlichen Medizin

- Schwäche
- Altersbeschwerden

Rezeptur 16:

Zutaten

- 75 g getrocknete Lackporlinge
- 25 g Ginseng (Ren Shen)
- 500 g Kandiszucker
- 1,5 l klarer Branntwein (40–50 % Vol.)

Zubereitung und Einnahme

Die Pilze, den Ginseng und den Kandiszucker zerkleinern.

Alles zusammen in ein Gazesäckchen geben und 15 Tage lang in den Alkohol legen (siehe Seite 13 f).

Gazesäckchen mit Inhalt entfernen.

2 mal täglich davon 15–20 Tropfen (ca. 1 Teelöffel) einnehmen.

Indikationen in der Chinesischen Medizin

- Lungen-Qi-Mangel
- Milz-Qi-Mangel
- Schleim

Indikationen in der Westlichen Medizin

- Husten
- Bronchitis
- starke Verschleimung
- Asthma
- Infekte der Lunge

Rezeptur 17:

Zutaten

- 15 g getrocknete Lackporlinge
- 200 g Schweineherz
- Wasser

Zubereitung und Einnahme

Die Pilze zerkleinern, in Wasser einweichen und mit dem gesäuberten, zerkleinerten Schweineherz zusammen eine Suppe köcheln (siehe Seite 13 f).

Dann in 2 Portionen aufgeteilt täglich warm essen.

Indikationen in der Chinesischen Medzin

- Herz-Qi-Mangel
- Geist Shen-Unruhe

Indikationen in der Westlichen Medizin

- Schreckhaftigkeit
- Schlaflosigkeit
- Herzklopfen (Palpitationen)

Pfifferling 鸡油菌

Synonym:

Eierschwamm

Botanischer Name:

Cantharellus cibarius

Chinesischer Name:

Ji You Jun

Kategorie:

Speisepilz

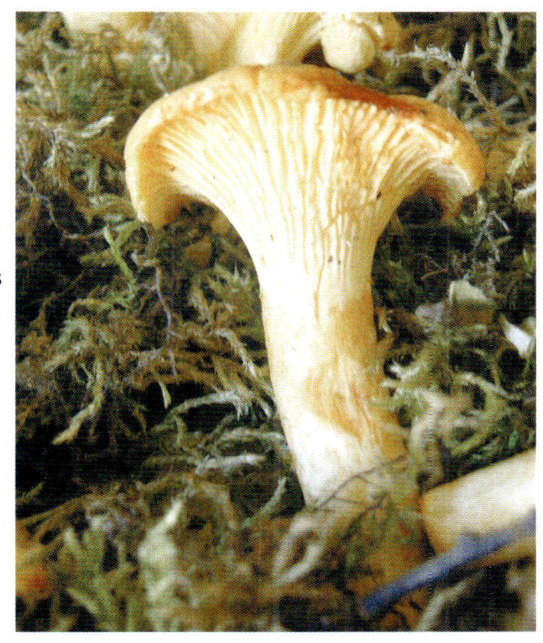

In der Materia Medica aus Süd-Yun Nan, **Dian Nan Ben Cao,** von Lan Mao (Ming-Zeit: 1368–1644) findet sich die erste Aufzeichnung über die Heilwirkung des Pfifferlings.

Chinesische Medizin

Qualitäten:

- Geschmack: süß
- Temperatur: kalt

Funktionskreisbezug:

Lunge, Dickdarm, Milz, Magen

Indikationen:

- Milz-Qi-Mangel
- Blut Xue-Mangel
- Lungen-Trockenheit

Wirkungen:

- füllt Blut Xue und Yin auf
- befeuchtet Trockenheit

Westliche Medizin

Indikationen:

- Nachtblindheit (Nyktalopie)
- Augenentzündungen
- trockene Haut und Schleimhaut
- Atemwegsinfekte

Wirkungen:

- hemmt Tumorbildung
- befeuchtet Haut und Schleimhaut
- verbessert die Sehkraft

Rezepturen

Rezeptur 1:

Zutaten

- 30–60 g frische Pfifferlinge
- Salz
- Rapsöl

Zubereitung und Einnahme

Die frischen Pilze säubern und kurz im Öl dünsten.

Bei Bedarf etwas salzen.

Für längere Zeit täglich essen.

Indikation in der Chinesischen Medizin

Blut Xue-Mangel

Indikation in der Westlichen Medizin

Sehschwäche

Rezeptur 2:

Zutaten

- 100 g frische Pfifferlinge
- 200 g Schweinefleisch
- Salz
- Wasser

Zubereitung und Einnahme

Die frischen Pilze säubern.

Das Schweinefleisch und die Pilze klein schneiden und in Wasser zu einer Suppe köcheln (siehe Seite 13 f), fertig garen und etwas salzen.

Diese Suppe für längere Zeit häufig essen.

Indikationen in der Chinesischen Medizin

- Qi- und Blut Xue-Mangel
- Lungen-Trockenheit
- Nieren- und Leber-Yin-Mangel
- Nieren-Essenz-Mangel

Indikationen in der Westlichen Medizin

- Augenentzündung
- Nachtblindheit (Nyktalopie)
- Kurzatmigkeit
- Nierenfunktionsschwäche

Rezeptur 3:

Zutaten

- 100 g frische Pfifferlinge
- 50 g Schweineleber
- Salz
- Rapsöl

Zubereitung und Einnahme

Die Pilze und die Leber säubern und beide klein schneiden.

Die Zutaten in dem Öl langsam gar braten.

Bei Bedarf etwas salzen.

Diese Speise über einen längeren Zeitraum häufig essen.

Indikationen in der Chinesischen Medizin

- Leber-Yin-Mangel
- Leber-Blut Xue-Mangel
- Lungen-Trockenheit

Indikationen in der Westlichen Medizin

- Augenentzündung
- Sehschwäche
- Blutarmut (Anämie)
- trockene Haut

Raupenpilz, chinesischer 冬虫夏草

Synonym:

Chinesische Kernkeule

Botanischer Name:

Cordyceps sinensis

Chinesischer Name:

Dong Chong Xia Cao

Kategorie:

kein Speisepilz

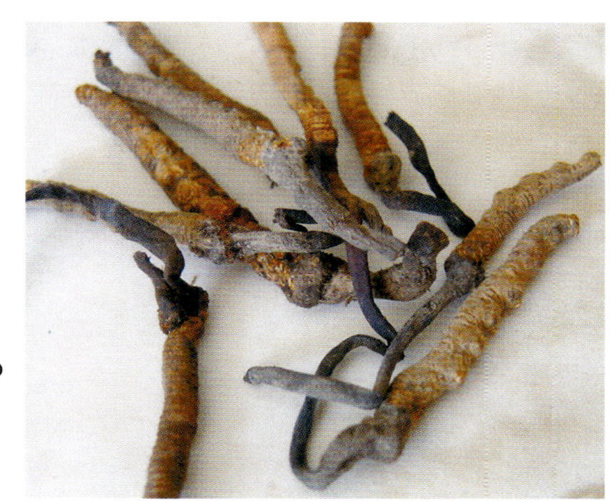

Dieser Heilpilz ist ein auf Insektenlarven schmarotzender Pilz. Verwendet wird der getrocknete Pilz und der abgestorbene, getrocknete Wirt.

Erste Aufzeichnungen über den chinesischen Raupenpilz finden sich in dem Werk **Ben Cao Bei Yao**, praktische Aspekte der Materia Medica, von Wang An (1690). Als äußerst wirksamer Heilpilz steht er von dieser Zeit an in jeder Materia Medica.

Chinesische Medizin

Qualitäten:

- Geschmack: süß
- Temperatur: warm

Funktionskreisbezug:

Niere, Lunge

Indikationen:

- Nieren-Essenz-Mangel
- Nieren-Qi-Mangel
- Lungen-Yin-Mangel
- Schleim

Wirkungen:

- füllt Nieren-Essenz und -Qi auf
- kräftigt Ming Men (Tor der Vitalität)
- füllt Lungen-Yin-Mangel auf
- wandelt Schleim um

Westliche Medizin

Indikationen:

- Verkalkung der Herzkranzgefäße (Koronarsklerose)
- Lungen-Tbc
- chronische Bronchitis
- Asthma
- Leberzirrhose
- chronische Leberentzündung (Hepatitis)
- chronische Nierenerkrankungen
- Impotenz
- Samenausfluss (Spermatorrhö)
- Altersschwäche
- Rekonvaleszenz nach langer Krankheit
- nervöse Magenschmerzen

Wirkungen:

- stärkt das Immunsystem
- hemmt Tumorbildung
- stärkt Lunge und Niere
- senkt den Cholesterinspiegel
- verbessert die Leberfunktion
- unterstützt die Herzkranzgefäße
- regeneriert die glatte Muskulatur

Rezepturen

Rezeptur 1:

Zutaten

- 4,5–6 g getrocknete Raupenpilze
- Wasser

Zubereitung und Einnahme

Die Pilze in Wasser einweichen und köcheln (siehe Seite 13 f).

Täglich mindestens 10 Wochen lang abends (17–19 Uhr) warm einnehmen.

Indikation in der Chinesischen Medizin

Nieren-Qi-Mangel

Indikationen in der Westlichen Medizin

- Nierenfunktionsschwäche
- chronische Nierenentzündung (Nephritis)

Rezeptur 2:

Zutaten

6–9 g getrocknete Raupenpilze

Zubereitung und Einnahme

Die Pilze fein mahlen,
in 3 Portionen aufteilen und in Kapseln abfüllen.

Täglich diese 3 Portionen als Kapseln für mindestens 3 Monate einnehmen.

Indikationen in der Chinesischen Medizin

- Nieren-Qi-Mangel
- Schleim

Indikation in der Westlichen Medizin

Leberzirrhose

Rezeptur 3:

Zutaten

- 20 Stück getrocknete Raupenpilze
- 100 ml Wasser

Zubereitung und Einnahme

Die Pilze in Wasser einweichen und köcheln (siehe Seite 13 f).

Diese Menge täglich 3 mal essen.

Indikationen in der Chinesischen Medizin

- Yuan Qi-Mangel (Mangel an Ursprungs-Qi)
- Zhen Qi-Mangel (Mangel an Wahrem Qi)
- Nieren-Essenz-Mangel

Indikation in der Westlichen Medizin

allgemeine Schwäche

Rezeptur 4:

Zutaten

- 6–10 g getrocknete Raupenpilze
- Wasser

Zubereitung und Einnahme

Die Pilze in Wasser einweichen und köcheln (siehe Seite 13 f).

Mindestens 2 mal täglich diese Menge essen!

Indikationen in der Chinesischen Medizin

- Lungen-Abwehr-Qi-Mangel (Wei Qi-Mangel)
- Angriff pathogener Faktoren

Indikation in der Westlichen Medizin

Grippe

Anmerkung:

Bei Grippe ist diese Rezeptur sehr wirksam! Diese Rezeptur ist im Vergleich zu Rezeptur 1 höher dosiert – öfter nur für kürzere Zeit einzunehmen!

Rezeptur 5:

Zutaten

- 30 g getrocknete Raupenpilze
- Wasser

Zubereitung und Einnahme

Die Pilze fein mahlen und mit kochendem Wasser überbrühen.

5 Minuten ziehen lassen.

Nach dem Abkühlen diese Menge täglich für längere Zeit trinken.

Indikationen in der Chinesischen Medizin

- Lungen-Qi-Mangel
- Lungen-Yin-Mangel
- Mangel-Hitze

Indikationen in der Westlichen Medizin

- Lungen-Tbc
- Bluthusten
- Nachtschwitzen
- allgemeine Müdigkeit

Rezeptur 6:

Zutaten

- 20 g getrocknete Raupenpilze
- 1 l klarer Branntwein (40–50 % Vol.)

Zubereitung und Einnahme

Die Pilze in dem Alkohol 1 Monat lang einlegen und täglich schütteln (siehe Seite 13 f).

Dann davon 3 mal täglich 15–20 Tropfen (ca. 1Teelöffel) auf nüchternen Magen einnehmen.

Indikationen in der Chinesischen Medizin

- Lungen-Yin-Mangel
- Nieren-Essenz-Mangel
- Qi-Mangel
- Schleim

Indikationen in der Westlichen Medizin

- nach langer Krankheit
- Impotenz
- allgemeine Schwäche
- Samenausfluss (Spermatorrhö)
- Spontanschwitzen
- Nachtschwitzen
- Rücken- und Knieschmerzen
- Schlaflosigkeit
- Atemnot
- Schleimbildung
- Husten

Rezeptur 7:

Zutaten

- 6 g getrocknete Raupenpilze
- 5 g getrocknete Lackporlinge
- Wasser

Zubereitung und Einnahme

Beide Pilze zerkleinern, in Wasser einweichen, köcheln (siehe Seite 13 f) und abseihen.

Diesen Sud täglich morgens und abends (17–19 Uhr) ca. 1 Woche lang einnehmen.

Indikationen in der Chinesischen Medizin

- Yin-Mangel in Niere und Herz
- Herz und Niere harmonieren nicht

Indikationen in der Westlichen Medizin

- Rekonvaleszenz
- allgemeine Schwäche
- unruhiger Schlaf
- Nachtschwitzen
- Altersbeschwerden

Rezeptur 8:

Zutaten

- 3 g getrocknete Raupenpilze
- 2 Eier
- 30 g Zucker
- Wasser oder Milch

Zubereitung und Einnahme

Die Pilze fein mahlen.

Den Zucker anbräunen und Eier, Pilze und etwas Wasser oder Milch dazugeben.

Alles gut mischen und erwärmen.

Täglich morgens nüchtern warm essen.

Indikationen in der Chinesischen Medizin

- Lungen-Yin-Mangel
- Blut Xue-Mangel

Indikation in der Westlichen Medizin

Husten bei kraftlosen, älteren Menschen

Rezeptur 9:

Zutaten

- 10 g getrocknete Raupenpilze
- 250 g mageres Schweinefleisch
- Salz
- Wasser

Zubereitung und Einnahme

Die Pilze in Wasser einweichen.

Das Schweinefleisch kleinschneiden und dazugeben.

Aus beiden Zutaten eine Suppe köcheln (siehe Seite 13 f).

Mit etwas Salz würzen.

Diese Suppe langfristig öfters abends (17–19 Uhr) essen.

Indikation in der Chinesischen Medizin

Nieren-Essenz-Mangel

Indikationen in der Westlichen Medizin

- Impotenz
- Samenausfluss (Spermatorrhö)

Riesenbovist 马勃

Synonyme:

Bovist, Stäubling

Botanischer Name:

Calvatia gigantea, Langermannia gigantea, Lycoperdon giganteum, Lycoperdon bovista

Chinesischer Name:

Ma Bo

Kategorie:

Speisepilz

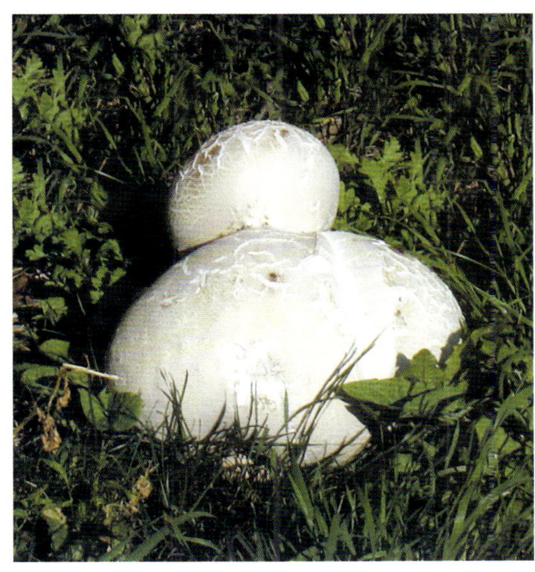

Nicht erst heute wird der Riesenbovist als wohlschmeckender Speisepilz und Heilpilz in der chinesischen Diätetik und Medizin verwendet. Bereits in der Materia Medica **Ming Yi Bie Lu** (ca. 510 n. Chr.), die der Arzt Tao Hong Jing verfasste, wird der Riesenbovist aufgeführt!

Chinesische Medizin

Qualitäten:

- Geschmack: scharf
- Temperatur: ausgeglichen

Funktionskreisbezug:

Lunge

Indikationen:

- Wind-Hitze-Angriff
- Yin-Mangel-Hitze
- Toxizität

Wirkungen:

- vertreibt Wind und Hitze aus der Lunge und Kehle
- füllt Lungen-Yin auf
- löst Toxizität

Westliche Medizin

Indikationen:

- Husten
- Heiserkeit
- Stimmverlust
- Halsentzündung
- chronische Entzündung des Zahnhalteapparates (Parodontitis)
- Geschwüre in der Mundhöhle
- Nasenbluten (Epistaxis)
- Blutungen nach Verletzungen und nach Operationen

Wirkungen:

- stoppt Blutungen
- hemmt Tumorbildung
- hemmt Entzündungen
- wirkt antiviral

Rezepturen

■ Rezeptur 1:

Zutaten

7–10 g frische Riesenboviste

Zubereitung und Einnahme

Die Pilze säubern, aufschneiden, dünsten und warm essen (schmeckt etwas bitter).

Indikationen in der Chinesischen Medizin

- Lungen-Yin-Mangel
- Yin-Mangel-Hitze

Indikation in der Westlichen Medizin

vermindertes Wasserlassen (Oligurie)

■ Rezeptur 2:

Zutaten

- getrocknete Riesenboviste
- Honig

Zubereitung und Einnahme

Die getrockneten Riesenboviste fein mahlen und mit so viel Honig mischen, dass daraus kleine Pillen (ca. 3–4 mm) zu formen sind.

Täglich 20 Pillen mit warmem Wasser einnehmen.

Indikation in der Chinesischen Medizin

Lungen-Yin-Mangel

Indikation in der Westlichen Medizin

chronischer Husten

■ Rezeptur 3:

Zutaten

reife Riesenboviste

Zubereitung und Anwendung

Nach Abblättern der Außenhaut des Pilzes das Pulver aus den Sporen verwenden und auf Wunden auftragen.

Indikation in der Chinesischen Medizin

Yin-Mangel-Hitze

Indikation in der Westlichen Medizin

Blutungen bei Verletzungen

Rezeptur 4:

Zutaten

- 6 g frische Riesenboviste
- etwas Zucker
- Wasser

Zubereitung und Einnahme

Die Riesenboviste säubern, zerkleinern und in Wasser köcheln (siehe Seite 13 f).

Etwas Zucker dazugeben.

In 2 Portionen aufteilen und diese täglich einnehmen.

Indikation in der Chinesischen Medizin

Yin-Mangel-Hitze

Indikationen in der Westlichen Medizin

- Magenblutungen
- Speiseröhrenblutungen

Rezeptur 5:

Zutaten

- 1,5 g getrocknete Riesenboviste
- 1/2 Tasse Rundkornreis
- Wasser

Zubereitung und Einnahme

Die getrockneten Riesenboviste fein mahlen.

Den Reis und die Pilze in Wasser köcheln bis der Reis weich ist (siehe Seite 13 f).

Täglich diese Menge essen.

Indikation in der Chinesischen Medizin

Yin-Mangel-Hitze

Indikation in der Westlichen Medizin

Nasenbluten bei Schwangeren

Rezeptur 6:

Zutaten

- 200 g frische Riesenboviste
- 500 g Zucker
- Wasser

Zubereitung und Einnahme

Den Zucker im Wasser auflösen.

Die gesäuberten, zerkleinerten Riesenboviste dazugeben und alles einköcheln (siehe Seite 13 f) bis sich eine feste Masse bildet.

Dann abkühlen lassen und die Masse in kleine Stücke schneiden.

Täglich 3 mal ein kleines Stück davon einnehmen.

Indikationen in der Chinesischen Medizin

- Wind-Hitze-Angriff auf die Lunge
- Toxizität
- Yin-Mangel-Hitze

Indikationen in der Westlichen Medizin

- Husten
- Bluthusten
- Halsentzündung
- Kehlkopfentzündung
- Nasenbluten (Epistaxis)
- Zahnfleischbluten

Schmetterlingsporling 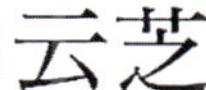

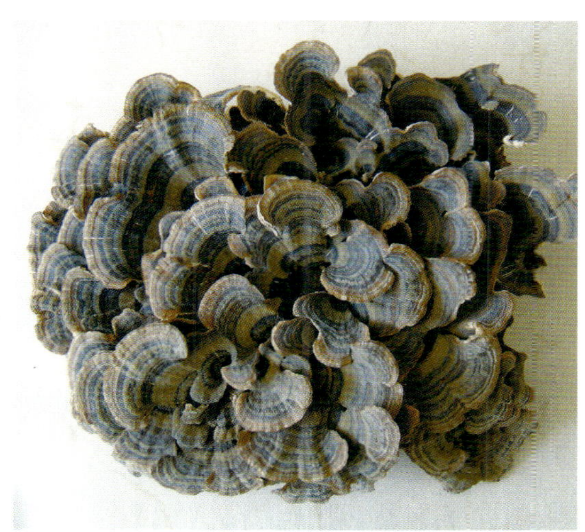

Synonym:

Schmetterlings-tramete

Botanischer Name:

Coriolus versicolor,
Trametes versicolor,
Boletus versicolor,
Polyporus versicolor

Chinesischer Name:

Yun Zhi

Kategorie:

kein Speisepilz

Der Schmetterlingsporling wird bereits in der von Su Jing neu überarbeiteten Materia Medica **Xin Xiu Ben** aus der Tang-Dynastie (659 n. Chr.) erwähnt.

Chinesische Medizin

Qualitäten:

- Geschmack: süß
- Temperatur: ausgeglichen, etwas kalt

Funktionskreisbezug:

Niere, Milz, Herz

Indikationen:

- Nieren-Essenz-Mangel
- Milz-Qi-Mangel
- Nässe
- Hitze
- Schleim
- Toxizität

Wirkungen:

- füllt Nieren-Essenz auf
- füllt Milz-Qi auf
- leitet die Nässe ab
- kühlt die Hitze
- wandelt Schleim um
- löst Toxizität

Westliche Medizin

Indikationen:

- chronische Bronchitis
- akute oder chronische Leberentzündung (Hepatitis B)
- Leberzirrhose
- Nierenentzündung (Nephritis)
- rheumatoide Gelenkentzündung (Arthritis)
- Tumoren im Verdauungstrakt (Magen, Darm)
- Lungenkrebs
- Leberkrebs
- Brustkrebs
- Hautkrebs (Melanom)

Wirkungen:

- hemmt Tumorbildung
- stärkt das Immunsystem
- schützt die Leber
- wirkt antibakteriell
- wirkt antiviral

Rezepturen

■ Rezeptur 1:

Zutaten

- 20–40 g getrocknete Schmetterlingsporlinge
- Wasser

Zubereitung und Einnahme

Die Pilze zerkleinern, in Wasser einweichen und 20 Std. (!) lang in Wasser köcheln (siehe Seite 13 f).

In 2 Portionen aufgeteilt täglich längere Zeit einnehmen.

Indikationen in der Chinesischen Medizin

- Milz-Qi-Mangel
- Nieren-Essenz-Mangel
- schmerzhaftes Obstruktionssyndrom durch Nässe-Hitze (Nässe-Hitze-Bi Zheng)
- Schleim
- Nässe-Hitze

Indikationen in der Westlichen Medizin

- Leberentzündung (Hepatitis)
- Leberzirrhose
- rheumatische Gelenkentzündung (Arthritis)
- degenerative Gelenkerkrankung (Arthrose)
- Immunschwäche

besonders wirksam bei:

- Leukämie
- Lymphdrüsen-Tumoren (Lymphome)
- Magenkrebs
- Brustkrebs
- Gebärmutterkrebs

■ Rezeptur 2:

Zutaten

- 15 g getrocknete Schmetterlingsporlinge
- 30 g Kandiszucker
- Wasser

Zubereitung und Einnahme

Die Pilze zerkleinern, in Wasser einweichen und 1 Stunde köcheln (siehe Seite 13 f).

Den Zucker dazugeben und auflösen.

Diese Menge täglich längere Zeit einnehmen.

Indikationen in der Chinesischen Medizin

- Milz-Qi-Mangel
- Nässe-Hitze
- Schleim
- Nieren-Essenz-Mangel

Indikation in der Westlichen Medizin

Tumorerkrankungen

Rezeptur 3:

Zutaten

- 50 g getrocknete Schmetterlingsporlinge
- 100 g Kandiszucker
- 1,8 l klarer Branntwein (40–50 % Vol.)

Zubereitung und Einnahme

Alle Zutaten 2 Monate lang in Branntwein ansetzen (siehe Seite 13 f).

Dann davon 3 mal täglich 15–20 Tropfen (ca. 1 Teelöffel) längere Zeit einnehmen.

Indikationen in der Chinesischen Medizin

- Milz-Qi-Mangel
- Nässe-Hitze
- Schleim
- Nieren-Essenz-Mangel

Indikation in der Westlichen Medizin

Tumorerkrankungen

Schopftintling 毛头鬼伞

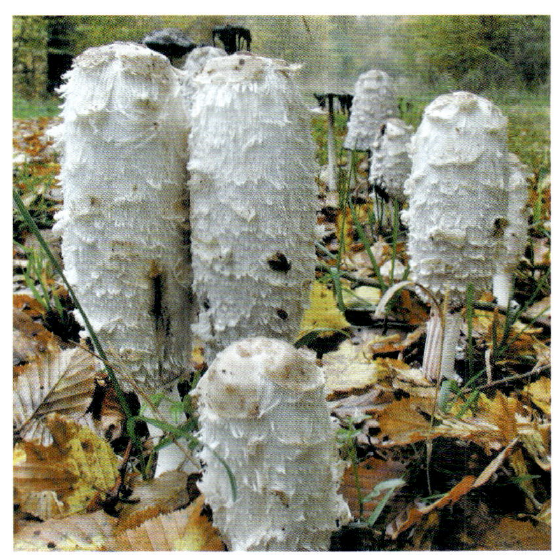

Synonym:

Spargelschopf

Botanischer Name:

Coprinus comatus

Chinesischer Name:

Mao Tou Gui San

Kategorie:

Speisepilz

Erste Aufzeichnungen über diesen Heilpilz finden sich in der Materia Medica **Ming Yi Bie Lu,** die ca. 510 n. Chr. von dem Arzt Tao Hong Jing verfasst wurde. Später (1369–1644) findet man den Schopftintling noch in der „Lebensmittel-Materia Medica" (**Shi Wu Ben Cao**) des Arztes Lu He. Ab dieser Zeit wird er zu Heilzwecken immer wieder in den einschlägigen Werken aufgeführt.

Chinesische Medizin

Qualitäten:

- Geschmack: süß
- Temperatur: ausgeglichen

Funktionskreisbezug:

Milz, Magen

Indikationen:

- Milz- und Magen-Qi-Mangel
- Blut Xue-Hitze

Wirkungen:

- füllt Milz- und Magen-Qi auf
- kühlt Blut Xue

Westliche Medizin

Indikationen:

- Verdauungsstörungen mit Nahrungsstagnationen
- Leberentzündung (Hepatitis)
- Zuckerkrankheit (Diabetes)
- Hämorrhoiden

Wirkungen:

- senkt den Blutzuckerspiegel
- hemmt das Wachstum von Sarkomen (bösartigen Bindegewebstumoren) und Drüsentumoren
- fördert die Verdauung
- heilt Hämorrhoiden

Rezepturen

Rezeptur 1:

Zutaten

- 30 getrocknete Schopftintlinge
- 500 g frischer Staudensellerie
- Wasser

Zubereitung und Einnahme

Die Schopftintlinge in Wasser einweichen und köcheln (siehe Seite 13 f).

Den Sellerie auspressen und den Selleriesaft zu den Pilzen geben.

Nochmals kurz aufkochen.

Diese Menge täglich einnehmen.

Indikationen in der Chinesischen Medizin

- Milz-Qi-Mangel
- Nässe-Hitze

Indikation in der Westlichen Medizin

Zuckerkrankheit (Diabetes)

Rezeptur 2:

Zutaten

- 30–60 g getrocknete Schopftintlinge
- Wasser

Zubereitung und Einnahme

Die Pilze in Wasser einweichen und köcheln (siehe Seite 13 f).

Täglich diese Menge einnehmen.

Indikationen in der Chinesischen Medizin

- Milz- und Magen-Qi-Mangel
- Absinken des Milz-Qi
- Blut Xue-Hitze

Indikationen in der Westlichen Medizin

- Verdauungsstörungen
- Hämorrhoiden (auch äußerlich anzuwenden)

Anmerkung:

Diese Rezeptur ist besonders während der Schwangerschaft oder nach einer Niederkunft zu empfehlen!

Rezeptur 3:

Zutaten

- 100 g getrocknete Schopftintlinge
- 30 g getrockneter Maisbart oder Maisgriffel (Yu Mi Xu)
- 120 g Schweinemilz
- Salz
- Wasser

Zubereitung und Einnahme

Die Pilze und den Maisbart in Wasser einweichen und köcheln (siehe Seite 13 f).

Die Schweinemilz säubern, kleinschneiden und am Ende mitköcheln.

Mit etwas Salz würzen und als Suppe täglich essen.

Indikationen in der Chinesischen Medizin

- Milz-Qi-Mangel
- Nässe-Hitze

Indikation in der Westlichen Medizin

Zuckerkrankheit (Diabetes)

Rezeptur 4:

Zutaten

- 250 g frische Schopftintlinge
- 500 g Tofu
- Salz
- Rapsöl

Zubereitung und Einnahme

Die frischen Pilze säubern.

Die Pilze und den Tofu klein schneiden und in Öl dünsten.

Mit etwas Salz würzen.

Täglich essen.

Indikationen in der Chinesischen Medizin

- Milz- und Magen-Qi-Mangel
- Absinken des Milz-Qi
- Trockenheit im Darm
- Yin-Mangel-Hitze
- Toxizität

Indikationen in der Westlichen Medizin

- Verdauungsschwäche
- Zuckerkrankheit (Diabetes)
- Hämorrhoiden

Rezeptur 5:

Zutaten

- 250 g frische Schopftintlinge
- 200 g Lammfleisch
- Salz
- Rapsöl
- Reiswein (12–15 % Vol.)

Zubereitung und Einnahme

Das Lammfleisch klein schneiden und in Öl garen.

Etwas Reiswein und die gesäuberten, kleingeschnittenen Pilze dazugeben.

Alles zusammen dünsten und mit etwas Salz würzen.

Längere Zeit immer wieder essen.

Indikationen in der Chinesischen Medizin

- Nieren- und Milz-Yang-Mangel
- Qi- und Blut Xue-Mangel

Indikationen in der Westlichen Medizin

- Verdauungsstörungen
- Ausfluss (Fluor genitalis)
- Bauchschmerzen
- Kältegefühle
- häufiges Wasserlassen (Pollakisurie)
- vermehrtes Wasserlassen (Polyurie)

Anmerkung:

Diese Rezeptur ist besonders nach einer Niederkunft zu empfehlen!

Rezeptur 6:

Zutaten

- 200 g frische Schopftintlinge
- 250 g Rindfleisch
- Rapsöl
- Zwiebel
- frischer Ingwer
- Salz
- Reiswein (12–15 % Vol.)

Zubereitung und Einnahme

Die Pilze und das Rindfleisch säubern und klein schneiden.

Die Pilze und das Fleisch in Öl braten.

Zwiebel und Ingwer klein schneiden und dazugeben.

Mit Reiswein und Salz abschmecken.

Längere Zeit immer wieder essen.

Indikationen in der Chinesischen Medizin

- Milz- und Magen-Qi-Mangel
- Milz-Yang-Mangel
- Absinken des Milz-Qi
- Qi- und Blut Xue-Mangel
- Stagnation in den Blut Xue-Gefäßen und
- Leitbahnen (Jing Luo-Mai)

Indikationen in der Westlichen Medizin

- anhaltender Durchfall (Diarrhö)
- Hämorrhoiden
- Ödeme
- Kraftlosigkeit
- langanhaltende, auszehrende Erkrankungen
- Schmerzen in den Gelenken und Knochen

Shiitake 香蕈

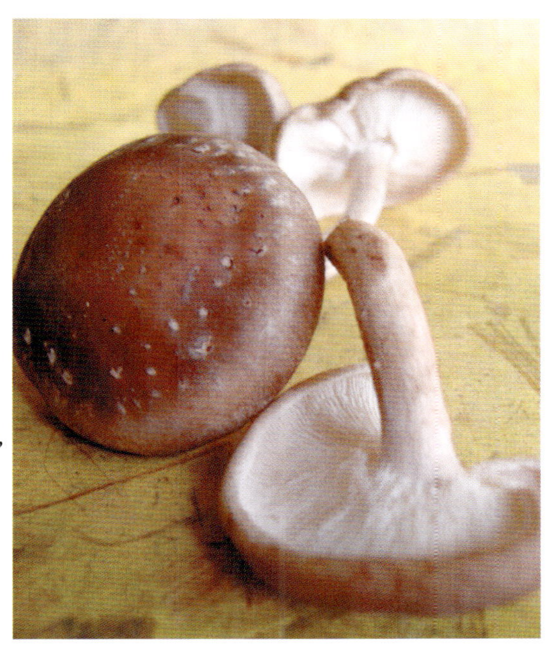

Synonyme:

nicht bekannt

Botanischer Name:

Lentinus edodes,
Lentinula edodes,
Tricholomopsis edodes

Chinesischer Name:

Xiang Xun, Xiang Gu, Hua Gu

Kategorie:

Speisepilz

Erste Aufzeichnungen über diesen Pilz finden sich in einem Werk von Gu Jia Ming „Was man über Speisen wissen muss“ **(Yin Shi Xu Zhi)** aus der Yuan-Zeit (1206–1368 n. Chr.). Der chinesische Arzt und Pharmakologe Wu Rui erwähnt ebenfalls den Shiitake-Pilz in seiner Materia Medica **Ri Yong Ben Cao** (ca. 1330–1350 n. Chr.). Als einer der wirksamsten Heilpilze wird er fortan in jeder Materia Medica aufgeführt.

Chinesische Medizin

Qualitäten:

- Geschmack: süß
- Temperatur: ausgeglichen

Funktionskreisbezug:

Milz, Magen, Leber

Indikationen:

- Milz- und Magen-Qi-Mangel
- Qi-Mangel
- Leber-Yin-Mangel

Wirkungen:

- füllt die Mitte auf
- vermehrt das Qi
- füllt die Leber auf

Westliche Medizin

Indikationen:

- Blutarmut (Anämie)
- Rachitis
- Harnverhaltung (Anurie)
- Masern (hilft den Exanthemen zum Durchbruch)
- Bluthochdruck (Hypertonie)
- Schilddrüsenentzündung (Thyreoiditis)
- Vorbeugung bei Lebererkrankungen
- HIV Infektionen (Aids)
- Hypercholesterinämie

Wirkungen:

- senkt den Cholesterinspiegel
- stärkt das Immunsystem
- wirkt antiviral
- wirkt antibakteriell
- wirkt antithrombotisch
- hemmt Tumorbildung
- schützt die Leber
- wirkt antimutagen (schützt die Zellen vor genetischer Veränderung)

Rezepturen

Rezeptur 1:

Zutaten

- 10 g getrocknete Shiitake
- Wasser

Zubereitung und Einnahme

Shiitake in Wasser einweichen und köcheln (siehe Seite 13 f). Täglich diese Menge für 2–3 Monate einnehmen.

Indikationen in der Chinesischen Medizin

- Milz-Qi-Mangel
- Leber-Yin-Mangel

Indikationen in der Westlichen Medizin

- Blutarmut (Anämie)
- schützt die Leber
- Leberkrebs
- Bluthochdruck (Hypertonie)

Rezeptur 2:

Zutaten

30 g getrocknete Shiitake
Wasser

Zubereitung und Einnahme

Die Pilze in Wasser einweichen und köcheln (siehe Seite 13 f). In 2 Portionen aufgeteilt täglich einnehmen.

Indikationen in der Chinesischen Medizin

Leber- und Herz-Yin-Mangel

Indikationen in der Westlichen Medizin

- Schwindel (Vertigo)
- Augenflimmern
- Schlaflosigkeit

Anmerkung:

Diese Rezeptur unterscheidet sich von Rezeptur 1 durch eine höhere Dosierung!

Rezeptur 3:

Zutaten

- 5–9 g getrocknete Shiitake
- Wasser

Zubereitung und Einnahme

Die Pilze in warmem Wasser einweichen bis es sich braun färbt.

Das Wasser mit den Pilzen täglich einnehmen.

Indikationen in der Chinesischen Medizin

- Milz- und Magen-Qi-Mangel
- Milz und Magen nicht harmonisch

Indikation in der Westlichen Medizin

Vergiftungen mit Erbrechen und Durchfall (Diarrhö)

Rezeptur 4:

Zutaten

- 30 g getrocknete Shiitake
- warmes Wasser

Zubereitung und Einnahme

Die Pilze fein mahlen (siehe Seite 13 f).

Davon täglich 1 Esslöffel Pilzpulver zusammen mit warmem Wasser einnehmen.

Indikationen in der Chinesischen Medizin

- Milz-Qi-Mangel
- Milz kontrolliert Blut Xue nicht

Indikation in der Westlichen Medizin

Blut im Urin

Rezeptur 5:

Zutaten

- 1 getrockneter Shiitake
- 1 chinesische Lauchzwiebel
- 30–50 g Muttermilch

Zubereitung und Einnahme

Den Pilz zerkleinern, in etwas Wasser einweichen und köcheln (siehe Seite 13 f).

Den Saft aus dem weißen Teil der Lauchzwiebel auspressen.

Pilzsud und Zwiebelsaft in die Muttermilch geben und 10 Minuten ziehen lassen.

Lauwarm in den Mund des Säuglings einträufeln.

Indikationen in der Chinesischen Medizin

- Wind-Kälte-Angriff
- Lungen-Abwehr-Qi-Mangel (Wei Qi-Mangel)
- Milz-Qi-Mangel
- Schleim

Indikation in der Westlichen Medizin

Säuglinge mit Verstopfung der Nase

Rezeptur 6:

Zutaten

- 20 g getrocknete Shiitake
- 1,8 l Wasser

Zubereitung und Einnahme

Die Pilze zerkleinern, in Wasser einweichen und 1 Std. langsam köcheln (siehe Seite 13 f).

Für einen langen Zeitraum portionsweise mehrmals täglich langsam und warm einnehmen.

Indikationen in der Chinesischen Medizin

Milz- und Magen-Qi-Mangel

Indikation in der Westlichen Medizin

Bauchspeicheldrüsenkrebs

Rezeptur 7:

Zutaten

- 500 g getrocknete Shiitake
- warmes Wasser

Zubereitung und Einnahme

Die Pilze fein mahlen.

Täglich für längere Zeit abends 8 g davon mit dem warmen Wasser übergießen und einnehmen.

Indikationen in der Chinesischen Medizin

Milz- und Magen-Qi-Mangel

Indikation in der Westlichen Medizin

chronische Darmentzündung (Enteritis)

Rezeptur 8:

Zutaten

- 20 g getrocknete Shiitake
- 5 g Honig
- Wasser

Zubereitung und Einnahme

Die Pilze in Wasser einweichen und zusammen mit dem Honig in Wasser köcheln (siehe Seite 13 f).

Täglich abends einnehmen.

Indikationen in der Chinesischen Medizin

- Milz- und Magen-Qi-Mangel
- Trockenheit in Lunge und Dickdarm

Indikation in der Westlichen Medizin

Verstopfung (Obstipation)

Rezeptur 9:

Zutaten

- 25 g getrocknete Shiitake
- Reiswein (12–15 % Vol.)

Zubereitung und Einnahme

Die Pilze in Wein einweichen und langsam köcheln (siehe Seite 13 f).

Diese Menge täglich einnehmen.

Indikationen in der Chinesischen Medizin

- Qi-Mangel
- Milz kontrolliert Blut Xue nicht
- Blut Xue-Mangel

Indikationen in der Westlichen Medizin

- Blutverlust
- Schwindel (Vertigo)

Anmerkung:

Diese Rezeptur ist besonders nach einer Niederkunft angezeigt!

Rezeptur 10:

Zutaten

- 25 g getrocknete Shiitake
- klarer Branntwein (40–50 % Vol.)

Zubereitung und Einnahme

Die Pilze zerkleinern, in etwas Branntwein einweichen und köcheln (siehe Seite 13 f).

Indikationen in der Chinesischen Medizin

- Blut Xue-Stase
- Qi-Mangel

Indikation in der Westlichen Medizin

Migräne

Rezeptur 11:

Zutaten

- 50 g getrocknete Shiitake
- 250 g Honig
- 1 l klarer Branntwein (40–50 % Vol.)

Zubereitung und Einnahme

Die Pilze zusammen mit dem Honig in dem Branntwein 15 Tage lang ansetzen (siehe Seite 13 f).

Täglich mehrmals durchschütteln.

3 mal täglich 10–15 Tropfen (ca. 1 Teelöffel) davon lauwarm einnehmen.

Indikation in der Westlichen Medizin

Rekonvaleszenz nach langer Krankheit

Indikationen in der Chinesischen Medizin

- Qi- und Blut Xue-Mangel
- Milz- und Magen-Qi-Mangel

Anmerkung:

Diese Rezeptur ist besonders bei älteren Menschen angezeigt!

Silberohr 银耳

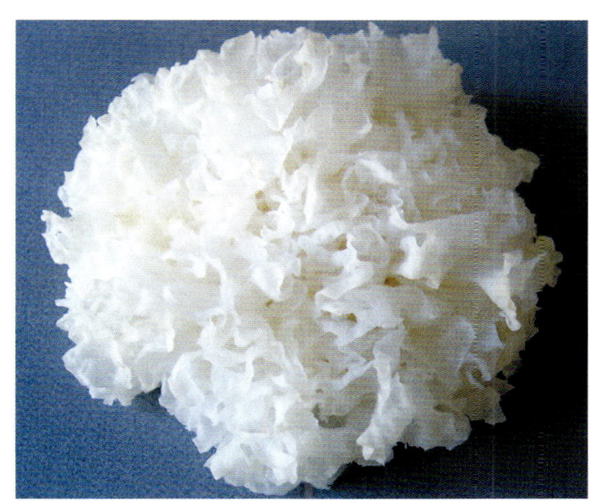

Synonyme:

Schneepilz,
weißer Gallertpilz,
Silbermorchel

Botanischer Name:

Tremella fuciformis

Chinesischer Name:

Yin Er, Bai Mu Er

Kategorie:

Speisepilz

In dem pharmakologischen Werk **Ben Cao Zai Xin** (überarbeitete Drogenkunde), dessen Autor und Erscheinungsdatum unbekannt sind, findet das Silberohr erstmals Erwähnung. Vermutlich wurde diese Pharmakopoe in der Qing-Dynastie (1616–1912) im 17. oder 18. Jahrhundert verfasst.

Chinesische Medizin

Qualitäten:

- Geschmack: süß
- Temperatur: ausgeglichen

Funktionskreisbezug:

Lunge, Magen, Niere

Indikationen:

- Nieren-Yin-Mangel
- Nieren-Essenz-Mangel
- Magen-Yin-Mangel
- Lungen-Yin-Mangel-Hitze
- Lungen-Trockenheit

Wirkungen:

- kühlt Lungen-Yin-Mangel-Hitze
- befeuchtet die Lunge
- unterstützt den Magen
- stärkt das Herz
- füllt Nieren-Yin und -Essenz auf
- produziert Körperflüssigkeiten (Jin Ye)
- stärkt Yin
- füllt Qi auf
- löst Blut Xue-Stasen auf
- stärkt das Knochenmark und Gehirn

Westliche Medizin

Indikationen:

- trockener Husten
- lange andauernder Husten mit Reizung der Kehle oder Rippenschmerzen
- Husten mit Blut oder Blutfäden im Sputum
- Lungen-Tbc

Wirkungen:

- stärkt das Immunsystem
- schützt vor ionisierender Strahlung (z.B. Röntgenstrahlen)
- hemmt Entzündungen
- hemmt Tumorbildung
- hemmt frühzeitige Alterungsprozesse
- baut Stress ab

Rezepturen

Rezeptur 1:

Zutaten

- 6 g getrocknete Silberohren
- 15 g Kandiszucker
- Wasser

Zubereitung und Einnahme

Die Silberohren in Wasser einweichen und ca. 1 Stunde in Wasser köcheln, bis sie weich sind (siehe Seite 13 f).

Den Kandiszucker dazugeben, auflösen und in 2 Portionen aufteilen.

Morgens und abends auf nüchternen Magen warm für mehrere Monate einnehmen.

Indikationen in der Chinesischen Medizin

- Magen-Yin-Mangel
- Nieren-Yin-Mangel
- Lungen-Yin-Mangel
- Lungen-Yin-Mangel-Hitze
- Qi- und Blut Xue-Mangel
- Nieren-Essenz-Mangel
- Trockenheit in der Lunge

Indikationen in der Westlichen Medizin

- trockener Husten
- Bluthusten
- trockener Mund und Hals
- Magensäfte-Mangel
- Gedächtnisschwäche

Anmerkung:

Diese Rezeptur ist besonders für Kleinkinder und ältere Menschen geeignet!

Rezeptur 2:

Zutaten

- 30 g getrocknete Silberohren
- 6 g grüner Tee
- 60 g Kandiszucker
- Wasser

Zubereitung und Einnahme

Die Silberohren in Wasser einweichen und zusammen mit dem Tee im Wasser köcheln (siehe Seite 13 f).

Den Kandiszucker dazugeben und auflösen.

Diese Menge mehrere Tage lang täglich einnehmen.

Indikationen in der Chinesischen Medizin

- Wind-Hitze-Angriff
- Yin-Mangel-Hitze
- Lungen-Yin-Mangel
- Nieren-Yin-Mangel

Indikationen in der Westlichen Medizin

- akute Bindehautentzündung (Konjunktivitis)
- Lungen-Tbc mit niedrigem Fieber
- chronischer Husten
- erhöhter Sexualtrieb (erhöhte Libido)

■ Rezeptur 3:

Zutaten:

- 10 g getrocknete Silberohren
- 3–5 g amerikanischer Ginseng (Xi Yang Shen)
- Wasser

Zubereitung und Einnahme

Die Pilze und den Ginseng zerkleinern.

Beide zusammen in Wasser einweichen und köcheln (siehe Seite 13 f).

In 3 Portionen aufgeteilt täglich einnehmen.

Indikation in der Chinesischen Medizin

Lungen-Yin-Mangel

Indikation in der Westlichen Medizin

Lungen-Tbc

■ Rezeptur 4:

Zutaten

- 15 g getrocknete Silberohren
- 25 g getrocknete Bocksdornfrüchte (Gou Qi Zi)
- Kandiszucker
- Wasser

Zubereitung und Einnahme

Die Pilze und die Bocksdornfrüchte in Wasser einweichen und langsam köcheln (siehe Seite 13 f).

Den Kandiszucker nach Belieben dazugeben.

Diese Menge für längere Zeit täglich einnehmen.

Indikationen in der Chinesischen Medizin

- Qi-Mangel
- Yin-Mangel von Leber, Lunge, Niere
- Nieren-Essenz-Mangel

Indikationen in der Westlichen Medizin

- allgemeine Schwäche
- Zuckerkrankheit (Diabetes)
- Zuckerkrankheit mit Rückenschmerzen und Kraftlosigkeit
- Muskelschwäche
- Blasenentleerungsstörung (Miktionsbeschwerden)
- Impotenz
- frühzeitiger Samenerguss (Ejaculatio praecox)

Anmerkung:

Diese Rezeptur ist besonders bei älteren Menschen sehr wirksam!

■ Rezeptur 5:

Zutaten

- 20 g getrocknete Silberohren
- 20 g Walnüsse ohne Haut
- Wasser

Zubereitung und Einnahme

Die Pilze und die zerkleinerten Walnuss-Kerne zusammen im Wasser einweichen und köcheln (siehe Seite 13 f).

Täglich diese Menge einnehmen.

Indikationen in der Chinesischen Medizin

- Lungen-Yin-Mangel
- Trockenheit in der Lunge

Indikation in der Westlichen Medizin

Heiserkeit

■ Rezeptur 6:

Zutaten

- 15 g getrocknete Silberohren
- 50 g Walnüsse ohne Haut
- 30 g Zucker

Zubereitung und Einnahme

Die Pilze und die Walnüsse mahlen und den Zucker dazugeben.

Davon täglich 2–3 mal 20–30 g mit warmem Wasser einnehmen.

Indikationen in der Chinesischen Medizin

- Lungen-Yin-Mangel
- Trockenheit in der Lunge

Indikation in der Westlichen Medizin

Atemnot

Rezeptur 7:

Zutaten

- 10 g getrocknete Silberohren
- 5 g chinesische rote Datteln (Da Zao)
- Zucker
- Wasser

Zubereitung und Einnahme

Die zerkleinerten Pilze und Datteln in Wasser einweichen und köcheln (siehe Seite 13 f).

Den Zucker nach Belieben dazugeben.

Diese Menge 1 Monat lang täglich einnehmen.

Indikationen in der Chinesischen Medizin

- Milz-Qi-Mangel
- Herz-Blut Xue-Mangel
- Yin- und Blut Xue-Mangel
- Trockenheit
- Geist Shen-Unruhe

Indikation in der Westlichen Medizin

Nervenschwäche (Neurasthenie) mit:

- Verstopfung
- Schwindel (Vertigo)
- Herzklopfen (Palpitationen)
- Blässe
- trockenem Stuhl

Rezeptur 8:

Zutaten

- 6 g getrocknete Silberohren
- 6 g getrocknete Lackporlinge
- 15 g getrocknete Champignons
- 30 g chinesische rote Datteln (Da Zao)
- 1 Stück frischer Ingwer
- Zucker oder Salz
- Wasser

Zubereitung und Einnahme

Alle Zutaten zerkleinert zusammen in Wasser einweichen und köcheln (siehe Seite 13 f).

Zucker oder Salz nach Belieben dazugeben.

Diese Menge 3 mal täglich für längere Zeit einnehmen.

Indikationen in der Chinesischen Medizin

- Lungen-Qi-Mangel
- Lungen-Trockenheit
- Qi- und Blut Xue-Mangel
- Schleim
- Geist Shen-Unruhe

Indikation in der Westlichen Medizin

Rekonvaleszenz nach einer Lungenerkrankung

Rezeptur 9:

Zutaten

- 10 g getrocknete Silberohren
- 6 g getrocknete Shiitake
- Zucker
- Wasser

Zubereitung und Einnahme

Beide Pilze in Wasser einweichen und köcheln (siehe Seite 13 f).

Dann abseihen und Zucker nach Belieben dazugeben.

Den Sud täglich trinken.

Indikationen in der Chinesischen Medizin

- Milz-Qi-Mangel
- Lungen-Yin-Mangel
- Lungen-Yin-Mangel-Hitze
- Schleim

Indikation in der Westlichen Medizin

Infekte der Atemwege

Anmerkung:

Diese Rezeptur ist besonders für Kleinkinder geeignet!

Speisemorchel 羊肚菌

Synonym:

Rundmorchel

Botanischer Name:

Morchella esculenta,
Morchella vulgaris

Chinesischer Name:

Yang Du Jun

Kategorie:

Speisepilz

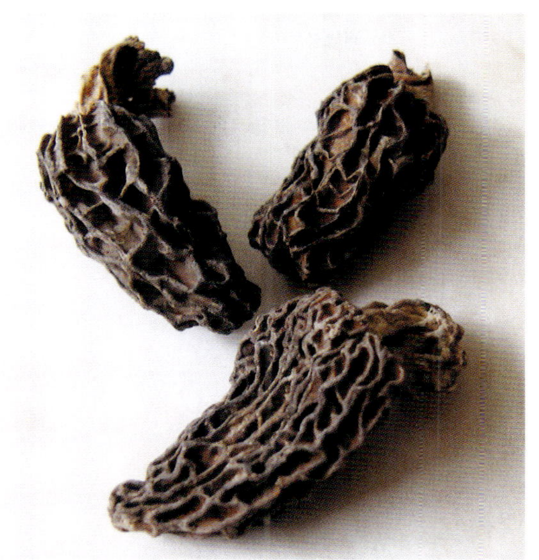

Die Sporen der Speisemorchel sind leicht toxisch! Das Wasser zum Einweichen der getrockneten Pilze sollte daher weggeschüttet werden, da sonst Schädigungen der Leber, Niere und des Zentralen Nervensystems auftreten können.

Das in der Ming-Zeit von Lu He verfasste Werk **Shi Wu Ben Cao**, Nahrung als Materia Medica, erwähnt erstmals diesen exzellenten Speisepilz als Heilpilz.

Chinesische Medizin

Qualitäten:

- Geschmack: süß
- Temperatur: ausgeglichen

Funktionskreisbezug:

Milz, Magen, Dickdarm

Indikationen:

- Milz- und Magen-Qi-Mangel
- Dickdarm-Qi-Mangel
- Schleim

Wirkungen:

- füllt Qi auf
- unterstützt Milz, Magen und Dickdarm
- wandelt Schleim um

Westliche Medizin

Indikationen:

- Verdauungsstörungen
- Atembeschwerden mit starker Schleimbildung
- Schlaganfall (Apoplexie)
- Herzmuskelerkrankungen
- eingeschränkte Nierenfunktion
- Blutarmut (Anämie)

Wirkungen:

- hemmt Tumorbildung
- stärkt den Verdauungstrakt
- verflüssigt den Schleim
- fördert den Auswurf (Expektoration)

Rezepturen

Rezeptur 1:

Zutaten

- 60 g getrocknete Speisemorcheln
- Wasser

Zubereitung und Einnahme

Die Pilze in Wasser einweichen und köcheln (siehe Seite 13 f).

Das Wasser wegschütten, da die Sporen leicht toxisch sind!

In 2 Portionen aufgeteilt täglich warm einnehmen.

Indikationen in der Chinesischen Medizin

- Milz-Qi-Mangel
- Lungen-Qi-Mangel
- Schleim

Indikationen in der Westlichen Medizin

- starke Schleimbildung
- Kurzatmigkeit
- Verdauungsstörungen

Rezeptur 2:

Zutaten

- 100 g getrocknete Speisemorcheln
- 200 g Hühnerfleisch
- Salz
- Wasser

Zubereitung und Einnahme

Die Pilze in Wasser einweichen. Das Wasser wegschütten, da die Sporen leicht toxisch sind!

Die Pilze mit dem klein geschnittenen Hühnerfleisch in Wasser langsam köcheln (siehe Seite 13 f).

Mit etwas Salz würzen.

Diese Menge täglich in 2 Portionen aufgeteilt warm essen.

Längere Zeit einnehmen.

Indikationen in der Chinesischen Medizin

- Milz-Qi-Mangel
- schmerzhaftes Obstruktionssyndrom durch Wind und Nässe (Wind-Nässe-Bi Zheng)
- Schleim

Indikationen in der Westlichen Medizin

- allgemeine Schwäche
- Gelenk-, Knochen- und Sehnenschmerzen
- starke Verschleimung
- Durchfall (Diarrhö)

Anmerkung:

Diese Rezeptur ist besonders für ältere Menschen geeignet!

Steinpilz 美味牛肝菌

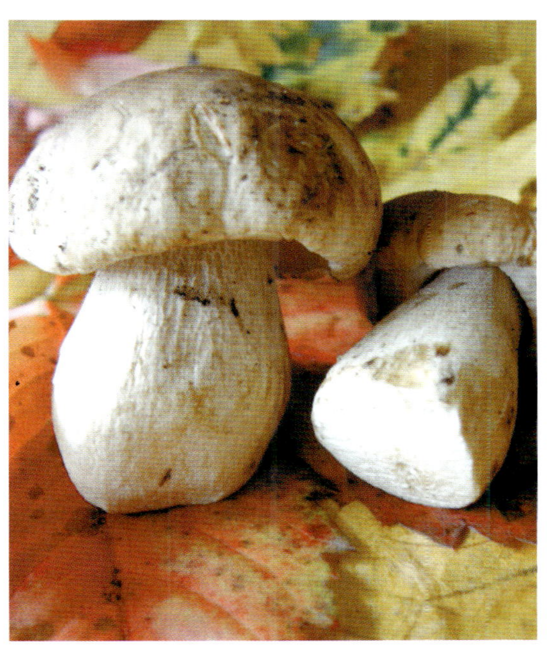

Synonyme:

Herrenpilz,
Fichtensteinpilz

Botanischer Name:

Boletus edulis

Chinesischer Name:

Mei Wei Niu Gan Jun

Kategorie:

Speisepilz

Die Materia Medica aus der südlichen Yun Nan-Provinz, **Dian Nan Ben Cao,** in der Ming-Zeit (1368–1644) verfasst von dem Arzt Lan Mao, führt den Steinpilz zu Heilzwecken erstmals auf.

Chinesische Medizin

Qualitäten:

- Geschmack: etwas sauer, scharf
- Temperatur: ausgeglichen

Funktionskreisbezug:

Milz, Magen

Indikationen:

- Milz-Qi-Mangel
- Magen-Qi-Mangel

Wirkungen:

- klärt Hitze
- unterstützt Blut Xue
- harmonisiert die Mitte
- unterstützt das Milz-Qi
- leitet Wasser ab

Westliche Medizin

Indikationen:

- Husten bei Grippe
- Nahrungsmittelstagnation
- Völlegefühl im Magen
- Ödeme
- Ausfluss (Fluor genitalis)
- Unfruchtbarkeit (Infertilität)
- Sehnenanspannung

Wirkungen:

- hemmt Tumorbildung
- beseitigt Ausfluss (Fluor genitalis)
- entspannt die Sehnen

Rezepturen

■ Rezeptur 1:

Zutaten

- 30 g getrocknete Steinpilze
- 100 g mageres Schweinefleisch
- Salz
- Wasser

Zubereitung und Einnahme

Die getrockneten Pilze im Wasser einweichen und zusammen mit dem klein geschnittenen Schweinefleisch köcheln (siehe Seite 13 f).

Mit etwas Salz würzen.

Über den Tag verteilt stündlich eine kleine Portion einnehmen.

Diese Rezeptur ca. 7 Tage lang einnehmen.

Indikation in der Chinesischen Medizin

Milz-Qi-Mangel

Indikationen in der Westlichen Medizin

- Ausfluss (Fluor genitalis)
- Appetitlosigkeit
- wässriger Stuhl

■ Rezeptur 2:

Zutaten

- 300 g frische Steinpilze
- Pfeffer
- Rapsöl
- Wasser

Zubereitung und Einnahme

Die frischen Pilze säubern, zerkleinern und in Wasser köcheln (siehe Seite 13 f).

Etwas Pfeffer und Öl dazugeben.

In 3 Portionen aufgeteilt täglich warm essen.

Indikationen in der Chinesischen Medizin

- Wind- und Kälte-Angriff
- schmerzhaftes Obstruktionssyndrom durch Wind und Kälte (Wind-Kälte-Bi Zheng)

Indikationen in der Westlichen Medizin

- Husten mit dünnem, weißem Schleim
- Schmerzen im Rücken und in Gelenken
- Sehnenanspannung

Rezeptur 3:

Zutaten

- 15 g getrocknete Steinpilze
- 100 g Schweinemilz
- 100 g Schweinemagen
- 200 g Reis
- Gewürze, z.B. Ingwer, Salz
- Wasser

Zubereitung und Einnahme

Die Steinpilze zerkleinern und in Wasser einweichen.

Schweinemilz und Schweinemagen säubern und in Stücke schneiden.

Das Fleisch mit den Pilzen und dem Reis zu einem Brei kochen.

Bei Bedarf würzen.

In 2 Portionen aufgeteilt täglich nüchtern warm essen.

Indikationen in der Chinesischen Medizin

Milz- und Magen-Qi-Mangel

Indikationen in der Westlichen Medizin

- Appetitlosigkeit
- wässriger Stuhl

Strohpilz 草菇

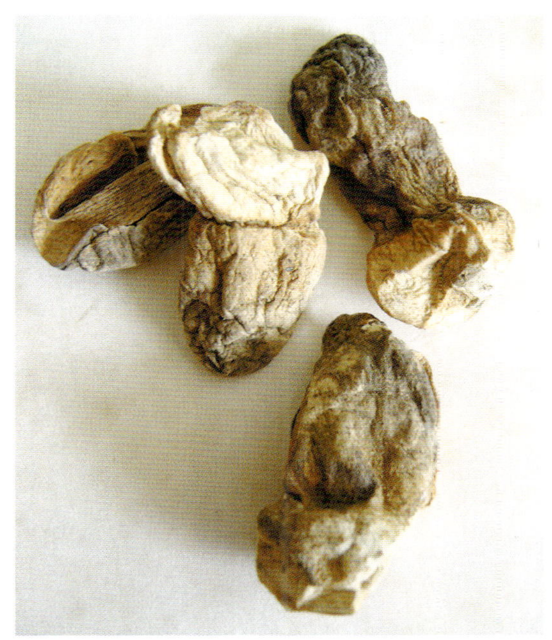

Synonyme:

Reisstrohpilz, Reisstroh-champignon

Botanischer Name:

Volvariella volvacea

Chinesischer Name:

Cao Gu

Kategorie:

Speisepilz

Der Strohpilz wird in dem Werk über medizinische Pilze in China, **Zhong Guo Yao Yong Zhen Jun**, das 1974 von Liu Po verfasst wurde, erstmals schriftlich als Heilpilz aufgeführt

Der Professor für Mykologie, Jan Lelley, berichtet in seinem Buch „Die Heilkraft der Pilze", dass der Strohpilz bereits seit mindestens 300 Jahren in China kultiviert wird!

Chinesische Medizin

Qualitäten:

- Geschmack: süß
- Temperatur: kalt

Funktionskreisbezug:

Milz

Indikationen:

- Milz-Qi-Mangel
- Blut Xue-Mangel
- Qi-Mangel

Wirkungen:

- füllt Milz-Qi auf
- füllt Qi und Blut Xue auf
- kühlt Sommerhitze

Westliche Medizin

Indikationen:

- Abwehrschwäche
- schlechte Wundheilung
- Bluthochdruck (Hypertonie)
- Skorbut
- Herzunruhe bei Sommerhitze
- Tumore im Verdauungstrakt

Wirkungen:

- stärkt das Immunsystem
- hemmt Tumorbildung
- senkt den Blutdruck
- unterstützt das Herz

Rezepturen

Rezeptur 1:

Zutaten

- 60–90 g frische Strohpilze
- Wasser

Zubereitung und Einnahme

Die Pilze säubern, klein schneiden und in Wasser köcheln (siehe Seite 13 f).

Diese Menge täglich für längere Zeit einnehmen.

Indikationen in der Chinesischen Medizin

- Milz-Qi-Mangel
- Milz kontrolliert Blut Xue nicht
- Lungen-Abwehr-Qi-Mangel (Wei Qi-Mangel)

Indikationen in der Westlichen Medizin

- Atembeschwerden
- Appetitlosigkeit
- Kraftlosigkeit
- Infektanfälligkeit
- Zahnfleischbluten
- Hautausschläge
- Bluthochdruck (Hypertonie)
- Unverträglichkeit von Hitze

Anmerkung:

Diese Rezeptur ist besonders bei älteren Menschen angezeigt!

Rezeptur 2:

Zutaten

- 60 g frische Strohpilze
- 60 g frische Affenkopfpilze
- Salz
- Wasser

Zubereitung und Einnahme

Beide Pilze säubern, klein schneiden und in Wasser köcheln (siehe Seite 13 f).

Bei Bedarf mit etwas Salz würzen.

Diese Menge 1–2 mal täglich für längere Zeit essen.

Indikationen in der Chinesischen Medizin

Milz- und Magen-Qi-Mangel

Indikationen in der Westlichen Medizin

- chronische Darmerkrankungen
- Darmkrebs

Rezeptur 3:

Zutaten

- 250 g frische Strohpilze
- 250 g Wachskürbis
- Schweineknochen
- Salz
- Wasser

Zubereitung und Einnahme

Die Pilze säubern und zerkleinern.

Den Wachskürbis schälen und das Fruchtfleisch zerkleinern.

Alles zusammen mit den zerkleinerten Schweineknochen in Wasser köcheln (siehe Seite 13 f).

Schweineknochen entfernen und mit etwas Salz würzen.

Diese Menge täglich essen.

Indikationen in der Chinesischen Medizin

- Milz-Qi-Mangel
- Schleim-Hitze in der Lunge

Indikationen in der Westlichen Medizin

- fiebrige Infekte mit viel Schleim
- Ödeme
- chronische Nierenentzündung (Nephritis)
- Durst

Rezeptur 4:

Zutaten

- 250 g frische Strohpilze
- 250 g mageres Schweinefleisch
- 1 Eiweiß
- Salz
- Wasser

Zubereitung und Einnahme

Die Strohpilze säubern und zerkleinern.

Das Schweinefleisch klein schneiden.

Die Pilze und das Schweinefleisch bei starker Hitze 10 Minuten kochen.

Am Ende das Eiweiß einrühren. Bei Bedarf etwas salzen.

Täglich morgens als Suppe essen.

Indikationen in der Chinesischen Medizin

- Nieren- und Leber-Yin-Mangel
- Trockenheit in der Lunge
- Milz-Qi-Mangel
- Blut Xue-Mangel

Indikationen in der Westlichen Medizin

- trockener Husten
- Herzklopfen (Palpitationen)
- Schlaflosigkeit
- chronische Leberentzündung (Hepatitis)
- Abmagerung

Anmerkung:

Diese Rezeptur ist besonders bei älteren, entkräfteten und abgemagerten Menschen angezeigt!

Zunderschwamm 木蹄层孔菌

Synonyme:

Wundschwamm, Blutschwamm, Feuerschwamm

Botanischer Name:

Fomes fomentarius, Polyporus fomentarius

Chinesischer Name:

Mu Ti Zeng Kong Jun

Kategorie:

kein Speisepilz

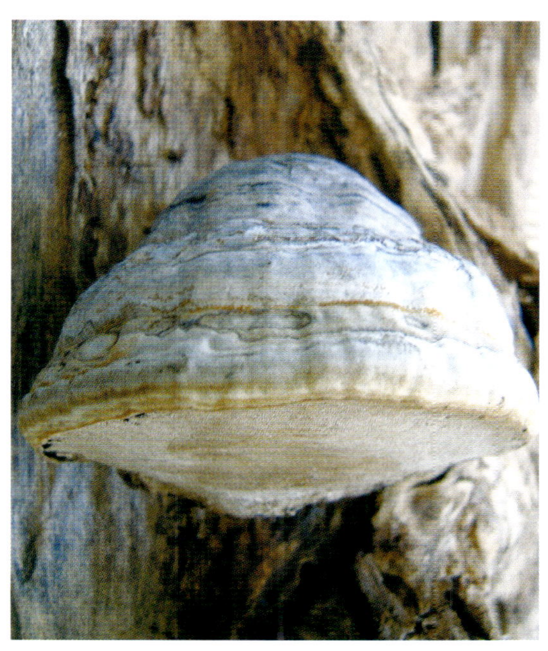

Die in der Liang-Dynastie von dem Arzt Tao Hong Jing ca. 510 n. Chr. verfasste Materia Medica **Ming Yi Bie Lu** beschreibt erstmals den Zunderschwamm als Heilpilz. Sehr große Beachtung findet der Zunderschwamm auch in dem 1870 erschienenen Buch von Liu Shan, **Cao Mu Bian Fang** (einfache Pflanzenrezepturen).

Chinesische Medizin

Qualitäten:

- Geschmack: neutral, etwas bitter
- Temperatur: ausgeglichen

Funktionskreisbezug:

Konnte nicht recherchiert werden.

Die Verfasserin ist der Meinung: Milz, Magen, Leber

Indikationen:

- Qi-Stagnation
- Blut Xue-Stase

Wirkungen:

- kühlt die Hitze
- löst Stauungen auf

Westliche Medizin

Indikationen:

- Nahrungsmittelstagnation
- Herzerkrankungen
- Schlaganfall (Apoplexie)
- Halbseitenlähmung (Hemiplegie)
- Speiseröhrenkrebs
- Magenkrebs
- Gebärmutterkrebs
- Blutungen

Wirkungen:

- hemmt Tumorbildung
- löst Stauungen auf
- fördert die Verdauung
- stoppt Blutungen

Rezepturen

Rezeptur 1:

Zutaten

- 9 g getrockneter Zunderschwamm
- 12 g getrocknete Judasohren
- Wasser

Zubereitung und Einnahme

Die Pilze zerkleinern, in Wasser einweichen und köcheln (siehe Seite 13 f).

Dann abseihen und in 2 Portionen aufgeteilt täglich trinken.

Indikationen in der Chinesischen Medizin

- Milz- und Magen-Qi-Mangel
- Qi-Stagnation

Indikationen in der Westlichen Medizin

Nahrungsmittelstagnation

Anmerkung:

Diese Rezeptur ist besonders für Kleinkinder geeignet!

Rezeptur 2:

Zutaten

- 15 g getrockneter Zunderschwamm
- 30 g getrocknete Codonopsiswurzeln (Dang Shen)
- gelber Reiswein (12–15 % Vol.)
- Wasser

Zubereitung und Einnahme

Die Pilze zerkleinern und in Wasser einweichen.

Die Codonopsiswurzeln zerkleinern und zusammen mit den Pilzen und etwas Reiswein in Wasser köcheln (siehe Seite 13 f).

Dann abseihen und in 2 Portionen aufteilen.

Für längere Zeit täglich 1 Portion davon warm trinken.

Indikationen in der Chinesischen Medizin

- Milz-Qi-Mangel
- Blut Xue-Mangel
- Blut Xue-Gefäße und Leitbahnen (Jing Luo) nicht durchgängig

Indikationen in der Westlichen Medizin

- Gesichtslähmung (Fazialisparese)
- Halbseitenlähmung (Hemiplegie)
- Folgen von Schlaganfall (Apoplexie)

Rezeptur 3:

Zutaten

- 13–16 g getrockneter Zunderschwamm
- Wasser

Zubereitung und Einnahme

Die Pilze zerkleinern, in Wasser einweichen und köcheln (siehe Seite 13 f).

Dann abseihen und in 2 Portionen aufgeteilt täglich für längere Zeit trinken.

Indikationen in der Chinesischen Medizin

- Milz-Qi-Mangel
- Qi-Stagnation
- Blut Xue-Stase

Indikationen in der Westlichen Medizin

- Speiseröhrenkrebs
- Magenkrebs
- Gebärmutterkrebs

Sachregister

B

C

D

I

J

K

L

Verzeichnis der Pilznamen

Deutsch – Botanisch – Pinyin – Chinesisch

Pinyin – Chinesisch – Deutsch – Botanisch

Pinyin	Chinesisch	Deutsch	Botanisch	Seite
Bai Mu Er	白木耳	Silberohr	Tremella fuciformis	119
Cao Gu	草菇	Strohpilz	Volvariella volvacea	135
Dong Chong Xia Cao	冬虫夏草	Raupenpilz, chinesischer	Cordyceps sinensis	89
Fu Ling	茯苓	Kiefern-schwamm	Poria cocos, Wolfiporia cocos, Tuckahoe, Hoelen	59
Hou Tou Jun	猴头菌	Affenkopfpilz	Hericium erinaceus	15
Hua Gu	花菇	Shiitake	Lentinus edodes, Lentinula edodes, Tricholomopsis edodes	111
Hui Shu Hua	灰树花	Klapper-schwamm	Grifola frondosa, Polyporus frondosus, Boletus frondosus	69
Ji You Jun	鸡油菌	Pfifferling	Cantharellus cibarius	85
Ling Zhi	灵芝	Lackporling, glänzender	Ganoderma lucidum	73
Ma Bo	马勃	Riesenbovist	Calvatia gigantea, Langermannia gigantea, Lycoperdon giganteum, Lycoperdon bovista	95
Mao Tou Gui San	毛头鬼伞	Schopftintling	Coprinus comatus	105
Mei Wei Niu Gan Jun	美味牛肝菌	Steinpilz	Boletus edulis	131
Mi Huan Jun	密环菌	Hallimasch, honiggelber	Armillaria mellea	41
Mo Gu	蘑菇	Champignon	Agaricus campestris	27
Mu Er	木耳	Judasohr	Auricularia auricula-judae	45
Mu Ti Zeng Kong Jun	木蹄层孔菌	Zunder-schwamm	Fomes fomentarius, Polyporus fomentarius	141
Ping Gu	平菇	Austernpilz	Pleurotus ostreatus	21
Xiang Gu	香菇	Shiitake	Lentinus edodes, Lentinula edodes, Tricholomopsis edodes	111
Xiang Xun	香蕈	Shiitake	Lentinus edodes, Lentinula edodes, Tricholomopsis edodes	111
Yang Du Jun	羊肚菌	Speisemorchel	Morchella esculenta, Morchella vulgaris	127
Yin Er	银耳	Silberohr	Tremella fuciformis	119
Yun Zhi	云芝	Schmetterlings-porling	Trametes versicolor, Boletus versicolor, Polyporus versicolor, Coriolus versicolor	101
Zhu Ling	猪苓	Eichhase	Polyporus umbellatus, Grifola umbellata	35

Botanisch – Deutsch – Pinyin – Chinesisch

Bezugsquellen

- asiatische Lebensmittel-Märkte
- Viktualienmärkte
- Supermärkte
- J & D Company
  Euromoda Raum B210
  Anton-Knux-Straße 2
  41460 Neuss
- MycoVital Gesundheits GmbH
  Talweg 4
  63694 Limeshain
- Hawlik Pilzzucht
  Euro-Pilzbrut GmbH
  Inselkammerstr. 5
  82008 Unterhaching

weitere Bezugsquellen siehe Internet

XUN JUN YI FANG JI CHENG

Collection of Mushroom Prescriptions Chen Shi Yu and Chen Hai Ying, Shanghai, 2000

MEDICINAL MUSHROOMS

An Exploration of Tradition, Healing & Culture Christopher Hobbs, Botanica Press, Summertown, Tennessee, 2003

THE HEALTH BENEFITS OF MEDICINAL MUSHROOMS

Mark Stengler, Basic Health Publications, Inc, North, Bergen, New Jersey, 2005

DIE HEILKRAFT DER PILZE

Gesund durch Mykotherapie, Prof. Dr. Jan I. Lelley, Econ Taschenbuch Verlag, München,1999

DIE HEILKRAFT DER PILZE

Wer Pilze isst, lebt länger, Prof. Dr. Jan I. Lelley, B.o.s.s. Druck und Medien GmbH, Goch, 2008

CHINESISCHE HEILPILZE

Dr. Susanne Ehlers, Verlag Ehrenwirth, München, 2003

GUIDE TO MUSHROOMS

Giovanni Pacioni, Schimon und Schuster, Milano, 1999

YE GU TU JIAN

Mushrooms of Taiwan, Zhou Wen Neng und Qiang Dong Zhu, Verlag Yuan Liu, Taibei, 2005

CHINESE HERBAL MEDICINE: MATERIA MEDICA, 2. Aufl.

Dan Bensky and Andrew Gamble, Eastland Press, Seattle, 1986 (Deutsche Ausgabe der 3. Aufl. VGM, 2011)

MODERNE MYKOTHERAPIE (PILZHEILKUNDE)

Der Gebrauch der Pilze in der Medizin, Prof. Dr. med. Ivo Bianchi, Alpha One AG, Niederdorfelden, 2009

CHINESISCHE DIÄTETIK

Dr. phil. Ute Engelhardt und Dr. med. Carl-Hermann Hempen, Verlag Urban & Schwarzenberg, München, 1997

VITALPILZE

Naturheilkraft mit Tradition – neu entdeckt, Gesellschaft für Vitalpilzkunde e.V. (Hrsg.), Gersthofen, 2009

Bildernachweis

Alle Bilder von Andreas Werner außer:

- Eichhase
  Harry Regin, Bexbach – www.pilzfotopage.de
- Hallimasch, honiggelber
  Volker Fäßler, Bexbach – www.pilzewelt.de
- Kiefernschwamm
  Erich Stöger, Laufen
- Klapperschwamm
  Kerstin Kolbe, Norden – www.pilzepilze.de
- Riesenbovist
  Peter Schmidt, Bamberg
- Schopftintling
  Volker Fäßler, Bexbach – www.pilzewelt.de

Zur Person der Autorin

Die Heilpraktikerin, Frau Inge Werner, beschäftigt sich seit zwanzig Jahren mit der Traditionellen Chinesischen Medizin (TCM) und der Klassischen Homöopathie.

Die ersten zehn Jahre ihrer Heilpraktikertätigkeit durfte sie mit Herrn Stephan Palos, einem ungarischen Professor für Sinologie und TCM, der Autor zahlreicher Fachbücher ist, in einer Praxis in München zusammen arbeiten. Er vermittelte ihr das theoretische und praktische Wissen eines vollen Studiums der TCM, das in der VR China gelehrt wird.

Seit dem Ruhestand 1996 von Herrn Stephan Palos arbeitet sie in ihrer Naturheilpraxis in Baldham bei München.

Danksagung

Der besondere Dank der Autorin gilt ihrem Kollegen Herrn Stephan Palos für seine unermüdlichen Bemühungen um ihre Ausbildung und um die Übersetzung der chinesischen Texte, die eine Basis für dieses Buch sind.

Ebenso möchte sie sich bei allen Patienten bedanken, die ihre Erfahrungen in der Therapie mit den chinesischen Heilpilzen erweitert haben.